Vitamine und Mineralstoffe

Renate Murschall

Vitamine und Mineralstoffe

Lebenswichtige Nährstoffe für Gesundheit und Wohlbefinden

GONDROM

Die Autorin

Renate Murschall ist als langjährige Redakteurin für Medizin, Gesundheit und Verbraucherthemen bestens mit Themen der menschlichen Gesundheit und des Wohlbefindens vertraut.

Redaktion: Patrick Grootveldt, Corinna Hoch
Produktion: Medienprojekte München
Covergestaltung: Christine Retz
Titelbild: Damir Begovic/Stockfood

Wichtiger Hinweis:
Die in diesem Buch enthaltenen Informationen sind kein Ersatz für eine ärztliche Diagnose oder Behandlung. Patienten mit andauernden Beschwerden oder Krankheitssymptomen wenden sich bitte an einen Arzt. Eine Haftung des Verlags und seiner Beauftragten für Personen-, Sach- und Vermögensschäden ist ausgeschlossen.

011

ISBN-10: 3-8112-2740-8
ISBN-13: 978-3-8112-2740-8

5 4 3 2 1

www.gondrom-verlag.de

Inhalt

IM VITAMIN-DSCHUNGEL

Vitamine und Mineralstoffe sind für das Leben so notwendig wie Wasser und Luft – ohne sie können wir nicht existieren. Das ist eigentlich erstaunlich, denn sie liefern weder Energie, noch kann sie der Körper als Baustoff benutzen. Aber für einen reibungslos funktionierenden Stoffwechsel brauchen wir diese Nährstoffe. Sie beschleunigen biochemische Reaktionen im Körper oder machen sie überhaupt erst möglich. Einige Vitamine haben zudem eine Schutzfunktion, denn sie können die gefürchteten freien Radikale unschädlich machen, die für zahlreiche Krankheiten mitverantwortlich sind.

Wir müssen Vitamine und Mineralstoffe in der Regel von außen zuführen, also mit der Nahrung aufnehmen. Doch genau da hapert es, denn unser Ernährungsverhalten ist nicht immer optimal. Wir haben Angst, von dem einen oder anderen Stoff nicht genügend zu bekommen – manchmal zu Recht. Eine Antwort darauf sind die zahlreichen Nahrungsergänzungsmittel: von Vitamin A bis Zink. Aber brauchen wir die Zusatzpillen wirklich? »Deutschland ist kein Vitaminmangelland. Die Vitaminversorgung kann das ganze Jahr über gesichert werden«, stellt die Deutsche Gesellschaft für Ernährung (DGE) fest. Aber was ist mit Risikogruppen wie Kinder, Schwangere und Senioren? Zudem häufen sich die Meldungen über Gefahren durch eine Überdosierung mit Vitaminen. Der gesundheitsbewusste Verbraucher ist ratlos.

Dieser Ratgeber hilft, sich im Vitamin-Dschungel zurechtzufinden – mit vielen praktischen Tipps. Er klärt Sie über Vorkommen und Wirkungen von Vitaminen und Mineralstoffen auf und zeigt, wann sie bei Krankheiten und zur Vorbeugung helfen können. Dieses Buch wird Ihnen zu mehr Durchblick in Sachen Vitamine und Mineralstoffe verhelfen – für ein gesundes und vitales Leben!

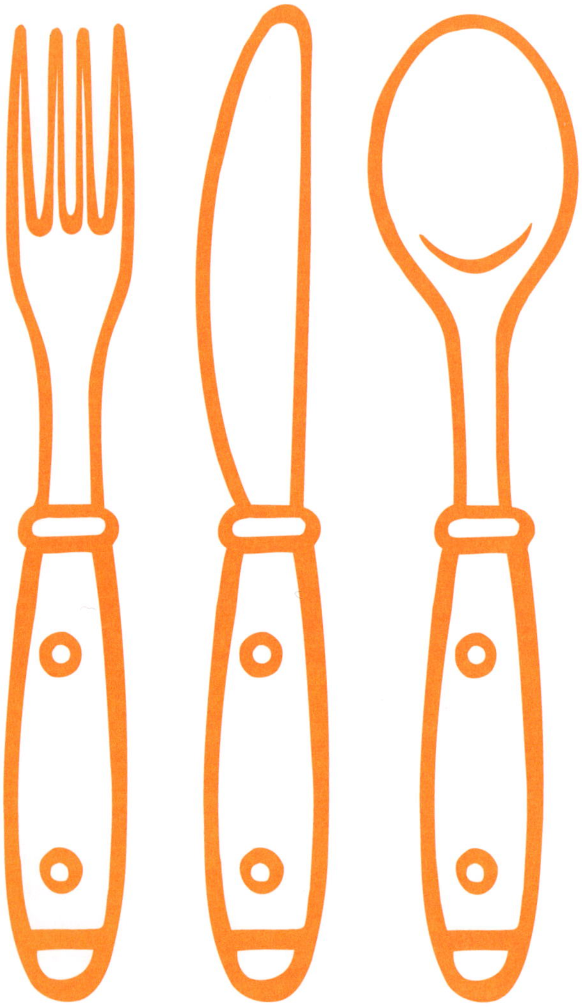

Lebenswichtige Vitalstoffe

Vor gut 100 Jahren wurden Vitamine entdeckt und die Erforschung ihrer Wirkungen auf den menschlichen Körper dauert bis heute an. Es gibt noch eine Reihe weiterer lebenswichtiger Biostoffe: Dazu zählen unter anderem Mineralien, Spurenelemente, Fett- und Aminosäuren, sekundäre Pflanzenstoffe – sie alle sollten in einer gesunden Kost enthalten sein.

Ein bisschen Geschichte

Die Folgen eines Vitaminmangels sind den Menschen schon seit langem bekannt, auch wenn bis vor 100 Jahren niemand die Ursache dieser Erkrankungen erklären konnte. Ein Beispiel dafür ist die Beriberi-Krankheit, die durch einen Thiaminmangel (Vitamin-B1-Mangel) ausgelöst wird und zu Muskelschwund sowie neurologischen Ausfällen führt. Bereits 2600 v. Chr. wurde diese Krankheit in China beschrieben. Ebenfalls seit langem bekannt und gefürchtet ist der Skorbut als Vitamin-C-Mangelerkrankung, der zu inneren Blutungen und Zahnausfall führt. Gegen Ende des 15. Jahrhunderts verlor Vasco da Gama während der Umseglung von Kap Horn mehr als 100 seiner 160 Besatzungsmitglieder durch Skorbut. Auch Knochenkrankheiten durch zu wenig Sonnenlicht waren bereits im Altertum bekannt.

Obwohl die genaue Ursache für solche Erkrankungen noch im Dunkeln lag, gab es schon früh Therapiemöglichkeiten. So ist durch Papyrusfunde, die die Heilkunst im alten Ägypten betrafen, überliefert, dass Nachtblindheit bereits 1500 v. Chr. mit Leber oder Leberextrakten behandelt wurde. Und bereits im 18. Jahrhundert kamen die Menschen darauf, dass Sauerkraut und Zitronen vor Skorbut schützen.

Forscher auf der Spur der Vitamine

Die Zeit der eigentlichen wissenschaftlichen Erforschung der Vitamine begann jedoch erst Ende des 19. Jahrhunderts. Der junge niederländische Arzt Christiaan Eijkman wurde in die Kolonie Holländisch-Ostindien (heute Indonesien) entsandt, um die Beriberi-Krankheit zu erforschen, unter der auch die Soldaten litten. Durch eine Entzündung der Nerven entwickelten die Patienten erst Gehstörungen, dann bildeten sich die Muskeln zurück, im schlimmsten Fall starben die Betroffenen an Herzschwäche. Durch intensive Beobachtungen fand Eijkman im Jahr 1897 heraus, dass der Stoff, der Beriberi verhinderte, in der Hülle von unbehandeltem braunem Reis stecken musste: Als die Patienten nur noch solchen Reis aßen, verschwanden die Symptome.

Andere Forscher führten Eijkmans Arbeit fort und rund 20 Jahre später konnte die Substanz identifiziert werden. 1926 isolierten die Forscher Barend Coenraad, Petrus Jansen und W. F. Donath die Substanz in Reinform. Eijkman erhielt 1929 den Nobelpreis für seine Entdeckung.

Kasimir Funk – der »Pate« der Vitamine

Aufgrund einer Veröffentlichung von Christiaan Eijkman beschäftigte sich auch der polnische Biochemiker Kasimir Funk (1884–1967) ab 1912 intensiv mit der Isolierung des Wirkstoffs gegen die Beriberi-Krankheit. Eine Analyse der entscheidenden Substanz in der Reiskleie zeigte, dass es sich um eine stickstoffhaltige Verbindung, ein so genanntes Amin, handelte. Es war Thiamin, das heute unter der Bezeichnung »Vitamin B1« bekannt ist.

Aufgrund seiner Befunde schlug Funk als Bezeichnung das Kunstwort »Vitamin« vor (von »vita«: das Leben und »Amin«: Stickstoffverbindung). Zusammen mit dem englischen Biochemiker Frederick Hopkins (1861–1947) war er der Überzeugung, dass nicht nur Beriberi, sondern auch andere Krankheiten wie Skorbut und Rachitis mit dem Fehlen von gewissen Stoffen in Nahrungsmitteln zusammenhingen.

Nahrungsumstellung gegen Vitaminmangel

Zu Beginn des 20. Jahrhunderts erlebte die Vitaminforschung aufgrund dieser Theorie einen vorläufigen Höhepunkt und bis 1941 war die Entdeckung der 13 Vitamine abgeschlossen. Tatsächlich gelang es, durch eine Ernährungsumstellung (zum Beispiel Milch als Krankenkost) grassierende Krankheiten dieser Zeit zu verhindern oder zumindest einzudämmen.

Schließlich war es dann der amerikanische Biochemiker Elmer Vernon McCollum, der ab 1913 die Bezeichnung

Die Entdeckung der Vitamine

Die wichtigsten Vitamine wurden in einem relativ kurzen Zeitraum entdeckt: 1897 Vitamin B1, 1909 Vitamin A, 1912 Vitamin C, 1918 Vitamin D, 1920 Vitamin B2, 1922 Vitamin E, 1926 Vitamin B12, 1929 Vitamin K, 1931 Provitamin A, Pantothensäure und Biotin, 1934 Vitamin B6, 1936 Niacin (Vitamin B3) und 1941 Folsäure. Einige der Entdecker wurden mit dem Nobelpreis ausgezeichnet.

der Vitamine mit Buchstaben des Alphabets einführte, ihnen also die Namen Vitamin A, Vitamin B, Vitamin C und Vitamin D gab. Später kamen noch die Vitamine E und K hinzu. Als sich dann herausstellte, dass ein Nahrungsmittel mit Vitamin B mehr als einen Faktor enthielt, begannen die Biologen von Vitamin B1, Vitamin B2 usw. zu sprechen.

Ohne Vitalstoffe kein Leben

Erst die so genannten Vitalstoffe geben unserer Nahrung Leben, sie trennen gesunde und lebensnotwendige Kost von mangelhafter. Zu den Vitalstoffen zählen:

- Vitamine,
- Mineralstoffe und Spurenelemente,
- Enzyme,
- ungesättigte Fettsäuren,
- Aminosäuren,
- Aromastoffe und ätherische Öle,
- Pflanzenhormone,
- sekundäre Pflanzenstoffe.

Vitamine – Aufnahme mit der Nahrung

Vitamine sind organische Verbindungen, die vom Körper für alle erdenklichen lebenswichtigen Funktionen benötigt werden. Der Begriff enthält wie schon erwähnt den Wortteil »amin« für Stickstoffverbindung, obwohl die meisten Vitamine gar keine Aminogruppen aufweisen, wie man inzwischen weiß. Aber der von Kasimir Funk geprägte Begriff hat bis heute überdauert und ist populärer denn je.

Von elementarer Bedeutung ist, dass Vitamine vom Organismus nicht selbst oder nicht in ausreichendem Umfang produziert werden können. Ausnahmen sind Vitamin D, das über die Sonneneinstrahlung produziert wird, und einige Vitamine, die in kleinen Mengen im Darm gebildet werden können, wie zum Beispiel Niacin. Ansonsten muss man Vitamine regelmäßig – wenn auch in kleinsten Mengen – über die Nahrung aufnehmen, da sie zur Aufrechterhaltung der lebensnotwendigen Funktionen des Körpers ständig verbraucht werden.

Im Idealfall sollte dabei ein ausgewogenes Verhältnis zwischen Aufnahme und Verbrauch eingehalten werden, denn nur so ist ein reibungsloser Stoffwechselprozess mit allen »eingebauten« Schutzfunktionen für unsere Organe möglich. Ein ernsthafter Mangel an Vitaminen kann mehr oder weniger schnell zu Leistungsabfall und ernsthaften gesundheitlichen Schäden führen. Aber dazu an anderer Stelle mehr.

Mineralstoffe und Spurenelemente – lebenswichtige Aufgaben

Im komplexen Zusammenspiel von Ernährung und Gesundheit haben Mineralstoffe und Spurenelemente von Eisen bis Zink wiederum andere lebenswichtige Aufgaben. Sie sind beispielsweise unentbehrlich für den Aufbau von Zellen der Körperorgane und des Skeletts. Außerdem aktivieren und regeln sie viele Stoffwechselvorgänge. Neben den Vitaminen hat sich die Wissenschaft in den vergangenen Jahren intensiv mit diesen Stoffen und ihrer Bedeutung für die Gesundheit beschäftigt, wobei aber noch lange nicht alle Zusammenhänge umfassend erforscht sind. In einem stimmen sie mit den Vitaminen überein: Auch sie müssen dem Körper mit der Nahrung zugeführt werden.

Der Unterschied zwischen Mineralstoffen und Spurenelementen liegt ausschließlich in der vom Körper benötigten Menge. Der Tagesbedarf an Mineralstoffen – man spricht auch von Mengenelementen – liegt bei über 100 Milligramm. Von den Mineralien, die als Spurenelemente bezeichnet werden, benötigt der Körper hingegen deutlich weniger als 100 Milligramm pro Tag.

Falsches Essen – schlechtes Gewissen

»Du bist, was du isst« – das weiß der Volksmund seit langem. Auf unsere heutigen Essgewohnheiten übertragen steht für uns – und damit für unser Essen – eine Eigenschaft ganz weit oben: Alles muss schnell gehen. Dem hat die Lebensmittelindustrie mit einer stetig größer werdenden Palette an Fertig- und »Convenience«-Produkten (englisch für »Bequemlichkeit«) Rechnung getragen. Immer mehr Nahrungsmittel, die der Durchschnittsverbraucher in Deutschland zu sich nimmt, sind in irgendeiner Art vorbehandelt. Die Auswahl ist riesig und reicht von der Fertigpizza und der Suppe im Plastiktöpfchen über Kartoffelknödel im Kochbeutel bis zum Gulasch mit Rotkohl in der Kochschale. Nur noch heißes Wasser dazugeben oder in die Mikrowelle stellen – und in ein paar Minuten steht das Essen auf dem Tisch. Unserer hektischen Zeit kommt die »schnelle Küche« mehr als entgegen – Stress und Zeitmangel müssen als Entschuldigung herhalten. Allerdings schmecken diese Mahlzeiten lange nicht so gut wie frische Kost – und sie enthalten häufig weit weniger Vitalstoffe, also auch Vitamine und Mineralstoffe. Bessere Noten bekommt allein die Tiefkühlkost.

Was ist »gesunde Kost«?

Den meisten Verbrauchern ist dies bewusst, denn durch einschlägige Informationen haben sie durchaus eine Vorstellung von dem, was »gesunde Kost« bedeutet. Umfragen haben ergeben, dass immerhin fast 80 Prozent aller Deutschen Wert darauf legen, dass Vitamine im Essen enthalten sind. Die Diskrepanz zwischen Wollen (gesund leben) und tatsächlichem Verhalten (Schnellimbisse, Kantine, Fertiggerichte) lösen große Verunsicherung und ein schlechtes Gewissen aus. Teilweise widersprüchliche und wechselnde Anleitungen über das, was nun wirklich gesund ist, tun ein Übriges. Vitamine und Mineralstoffe sind die mit am besten erforschten Nahrungsbestandteile, obwohl auch sie immer wieder für Diskussionsstoff sorgen, etwa wenn es um die zahlreichen Nahrungsergänzungsmittel geht.

In den folgenden Kapiteln werden die Vitamine und Mineralstoffe mit ihren wichtigsten Facetten (Wirkung, Nützlichkeit für spezielle Personengruppen, Tagesbedarf und vieles mehr) vorgestellt – damit »gesunde Kost« für Sie kein Fremdwort mehr bleibt.

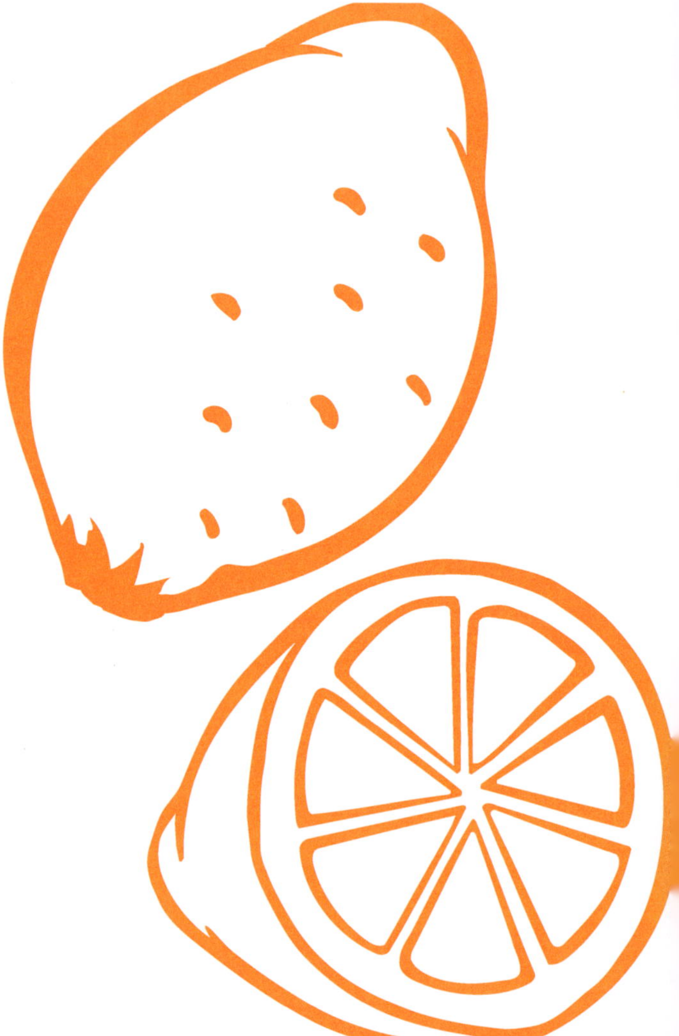

Lexikon der Vitamine

Vitamine sind sozusagen die »Zündstoffe« im Stoffwechsel – ohne sie läuft nichts. Unser Körper braucht sie täglich in kleinen, aber lebensnotwendigen Dosen. Wer sich gesund und ausgewogen ernähren möchte, muss wissen, welche Vitamine in welchen Mengen in den Nahrungsmitteln enthalten sind und welche Funktion sie jeweils erfüllen.

DIE GROSSE GRUPPE DER VITAMINE

Vitamine werden grob in zwei Kategorien eingeteilt:

- fettlösliche Vitamine (dazu gehören Vitamin A, D, E, K),
- wasserlösliche Vitamine (B-Gruppe und Vitamin C).

Warum gehört etwas Öl in den Karottensaft? Einfach deshalb, weil fettlösliche Vitamine wie Beta-Carotin ihre Wirkung nur entfalten können, wenn sie dem Körper zusammen mit Fett zugeführt werden.

Diese Aufteilung ist außerdem wegen der unterschiedlichen Art der Speicherung und Ausscheidung von Bedeutung. Während die fettlöslichen Vitamine vom Körper, insbesondere in der Leber, gespeichert werden, gelangen die wasserlöslichen über den Darm sehr leicht ins Blut und den Stoffwechsel und werden bei einem Überschuss mit dem Urin wieder ausgeschieden.

Verschiedene Vitamine

- Ursprünglich wurden die Vitamine mit Buchstaben und einer Ziffer gekennzeichnet, später dann auch nach ihrer chemischen Struktur.
- Einige Vitamine haben Vorstufen (Provitamine), die der Körper in die aktive Form umwandeln kann, zum Beispiel Provitamin A.
- Bei manchen Vitaminen gibt es mehrere Formen mit unterschiedlicher biologischer Wirksamkeit – für diese wird dann der Begriff »Äquivalente« verwendet.

DIE FETTLÖSLICHEN VITAMINE

Vitamin A

Vitamin A kommt in zwei Formen vor. Das bereits fertige Vitamin A – man spricht von Retinol, Retinal oder Retinoid – ist ausschließlich in tierischen Produkten vorhanden. Pflanzen enthalten dagegen kein sofort verwertbares Vitamin A, sondern die als Provitamin A bezeichneten Carotinoide, das sind gelbe bis gelbrötliche Farbstoffe, die im menschlichen Körper in Vitamin A (Retinol) umgewandelt werden. Es gibt immerhin rund 400 Carotinoide, davon etwa 60 mit Provitamin-A-Aktivität, wobei das Beta-Carotin eine herausragende Stellung einnimmt, weil es nicht nur die häufigste, sondern auch die wirksamste Substanz ist, wenn es um die Versorgung mit Vitamin A geht.

Vorkommen

▶ Natürliche Quellen für fertiges Vitamin A sind tierische Produkte wie Leber, Butter, Vollmilch, Käse, Eier, Lebertran und Gänsefleisch. Aber auch Fische wie Aal, Thunfisch, Heilbutt und Makrelen sind sehr gute Lieferanten. Vitamin A aus diesen Nahrungsmitteln gelangt besonders schnell ins Blut und von dort zu den Körperzellen.

▶ Provitamin-A-Carotinoide sind praktisch in allen pflanzlichen Produkten enthalten. Einen besonders hohen Carotingehalt weisen beispielsweise bei Obst Aprikosen, Melonen und Mangos auf, bei Gemüse stehen Karotten an erster Stelle, gefolgt von Feldsalat, Fenchel, Grünkohl und Spinat.

Funktionen

Vitamin A ist ein wahres Allround-Talent und an verschiedenen Funktionen im Körper beteiligt. Die wichtigsten sind:

▶ Zur Unterstützung des Immunsystems bekämpft Vitamin A Viren, Bakterien und andere Krankheitserreger.

▶ Es hält uns jung, denn es spielt eine zentrale Rolle beim Wachstum und bei der Entwicklung von Zellen und hilft bei der ständigen Neubildung und Regeneration von Hautzellen.

▶ Es hält die Schleimhäute feucht und schützt so vor Magenschleimhaut-, Bindehaut- und Rachenentzündungen.

▶ Am bekanntesten ist seine Funktion beim Sehen – es wird deshalb auch als das Augenvitamin bezeichnet. Denn ein Abkömmling des Vitamins ist an der Produktion des Sehfarbstoffs Rhodopsin beteiltigt, der in den Stäbchen der

Netzhaut dafür zuständig ist, Lichtreize in Signale für das Gehirn zu verwandeln. Die Stäbchen sorgen dafür, dass wir auch bei schlechter Beleuchtung sehen können. Sehstörungen wie etwa die Nachtblindheit können an einem Vitamin-A-Mangel liegen.

▶ Vitamin A ist wichtig für die Fortpflanzung: Es spielt bei der Herstellung von Progesteron, einem Zwischenprodukt der männlichen Sexualhormone, eine Rolle. Ohne ausreichend Vitamin A kann die Spermienbildung beeinträchtigt sein.

▶ Vitamin A ist unabdingbar für das Knochenwachstum bei Kindern. Weil Zähne den Knochen sehr ähnlich sind, gilt dies auch für das Gebiss.

▶ Schließlich ist Vitamin A ein wirksamer Fänger freier Radikaler, es schützt unseren Körper vor diesen aggressiven Sauerstoffverbindungen.

So viel Vitamin A brauchen wir

Der Tagesbedarf an Vitamin A liegt laut Deutscher Gesellschaft für Ernährung (DGE) bei 0,8 Milligramm für Frauen und 1,0 Milligramm für Männer, wobei ein Milligramm 3000 IE (IE = Internationale Einheiten) entspricht.

Schwangere und stillende Frauen haben mit 1,1 und 1,5 Milligramm täglich einen etwas höheren Bedarf an Vitamin A. Gleiches gilt für Jugendliche: Jungen sollten im Alter von 13 bis 19 Jahren pro Tag 1,1 Milligramm aufnehmen, Mädchen von 13 bis 15 Jahren täglich 1 Milligramm und im Alter von 15 bis 19 Jahren nur noch 0,9 Milligramm.

Mangelerscheinungen

Ein Vitamin-A-Mangel kann zu folgenden Beschwerden führen: brüchige Fingernägel, trockene Haut und Haare, Appetitmangel, Nachtblindheit und andere Sehstörungen sowie Schleimhautinfektionen.

Vitamin A in Lebensmitteln

		(in Mikrogramm auf jeweils 100 Gramm)
Obst	Mango	433
	Aprikose	283
	Zuckermelone	167
	Pfirsich	80
Gemüse	Karotten	1833
	Feldsalat	633
	Fenchel	583
	Grünkohl	569
	Spinat	452
	Paprika (rot)	333
Hühnerei		209
Milchprodukte	Camembert	402
	Sahne	330
	Gouda	293
Fette und Öle	Lebertran	24000
	Butter	667
	Margarine	638
Fleisch	Rinderleber	14158
	Schweineleber	9002
	Schweinefleisch	325
Fisch	Aal	1234
	Lachs	83
	Forelle	58

Küchentipps

Der Tagesbedarf an Vitamin A wird schon durch folgende Speisen gedeckt: 1 Glas Karottensaft oder 125 Gramm Grünkohl oder 300 Gramm Aprikosen oder 10 Gramm Leber oder 100 Gramm Leberwurst.

Vitamin A ist licht- und sauerstoffempfindlich, dafür aber hitzestabil. Geraspelte Möhren sollte man also nicht über einen längeren Zeitraum offen stehen lassen. Die Vitaminverluste durch die Zubereitung können zwischen 10 und 20 Prozent betragen.

Wird der Bedarf gedeckt?

Vitamin-A-Mangel ist ein großes Problem in den Entwicklungsländern und dort für viele Augenprobleme bis hin zur Blindheit verantwortlich. In Industrieländern ist ein Mangel hingegen eher die Ausnahme. Der Hauptgrund ist, dass wir im Allgemeinen reichlich Fleisch und andere tierische Produkte zu uns nehmen. Oft werden dem Mastvieh sogar noch zusätzliche Vitamindosen verpasst.

Risiken durch Überdosierung

▶ Hohe Dosen Vitamin A können schädlich sein: Nehmen Erwachsene längerfristig 10 bis 15 Milligramm pro Tag ein, sind Übelkeit, Erbrechen, Kopfschmerzen, Hautveränderungen, Gelbsucht bis hin zur Leberzirrhose sowie Knochen- und Gelenkschmerzen möglich. Es gibt zudem Hinweise, dass bei einer erhöhten Zufuhr das Risiko für Osteoporose (Knochenschwund) steigt.

▶ Erwachsene sollten Tagesdosen von mehr als drei Milligramm nicht über einen längeren Zeitraum einnehmen.

ACHTUNG: Schwangere müssen ganz besonders vorsichtig sein! Schon drei Milligramm täglich sind vor allem für das erste Drittel der Schwangerschaft zu viel. Andernfalls können Schäden am Ungeborenen und Fehlgeburten nicht ausgeschlossen werden.

▶ Bereits eine Portion Leber enthält manchmal ein Mehrfaches der empfohlenen Höchstdosis. Wegen der hohen Belastung mit Schadstoffen sollte Leber ohnehin nicht öfter als ein- bis zweimal im Monat gegessen werden.

▶ Die in der natürlichen Nahrung vorkommenden Provitamin-A-Carotinoide lösen solche Schäden dagegen nicht aus, da der Körper sie nur begrenzt aufnehmen und umwandeln kann.

Nahrungsergänzungsmittel dürfen maximal 1,0 Milligramm Vitamin A enthalten. Für frei verkäufliche Arzneimittel gilt eine Höchstdosis von 1,5 Milligramm. Auf hoch dosierte Vitamin-A-Produkte, die via Internet aus dem Ausland bezogen werden können, sollte man verzichten.

Beta-Carotin/Provitamin A

Carotinoide, zu denen auch das Beta-Carotin gehört, sind in allen gelben, orangen und roten Gemüsesorten enthalten, auch in Spinat, Blattsalaten und im Obst. Wissenschaftler schätzen, dass im Durchschnitt etwa ein Sechstel des täglich zugeführten Carotins aus Obst und Gemüse in Vitamin A umgewandelt wird. Beta-Carotin benötigt für seine Verwertung im Organismus Fette oder Öle und ausreichend Vitamin E. Daher sollte man seinem Salat unbedingt Öl zufügen – ohne dieses könnte er seine positiven Eigenschaften nicht entfalten. Ansonsten ist Beta-Carotin überaus robust. Aus gekochtem und zerkleinertem Gemüse wird es sogar besser verwertet als aus Rohkost.

Funktionen

Beta-Carotin hat wichtige Aufgaben im menschlichen Organismus:

- Es stärkt die Immunabwehr.
- Es schützt die Augen vor der Makuladegeneration, einer altersbedingten Sehstörung.
- Es ist ein natürlicher Lichtschutz für die Haut.
- Es ist als so genannter Radikalfänger ein natürlicher Krebshemmer.

Problematische Zusätze

Früher wurde Beta-Carotin nur als Provitamin A gesehen. Seit geraumer Zeit haben die Carotinoide als sekundäre Pflanzenstoffe jedoch eine neue Bedeutung bekommen – man entdeckte nämlich ihre antioxidativen Eigenschaften und damit die Fähigkeit, die freien Radikale zu bekämpfen, die zum Beispiel mit der Entstehung von Herz-Kreislauf-Erkrankungen und Krebs in Zusammenhang gebracht werden. Die logische Folgerung war, den Verzehr von Lebensmitteln zu empfehlen, die reich an Beta-Carotin sind. Schon bald begann man, auch Getränke (»ACE-Säfte«) und andere Lebensmittel (zum Beispiel Butter) mit isoliertem Beta-Carotin anzureichern. Was jedoch bei den natürlichen Lebensmitteln positiv war, verkehrt sich bei den synthetischen Zusätzen ins Gegenteil. Das Bundesinstitut für gesundheitlichen Verbraucherschutz und Veterinärmedizin (BgVV) hat daher die tägliche Höchstmenge an isoliertem Beta-Carotin auf zwei Milligramm begrenzt.

ACHTUNG: Vom ernährungswissenschaftlichen Standpunkt aus sind ACE-Getränke nicht unproblematisch. Je nach aufgenommener Menge können Tagesempfehlungen für die entsprechenden Vitamine bereits mit einem Glas (0,2 Liter) überschritten werden. Nachteilige gesundheitliche Wirkungen sind dann nicht auszuschließen.

So viel Beta-Carotin brauchen wir

Die Angaben für den Bedarf an Beta-Carotin schwanken je nach Land sehr stark. Die DGE legt 1 Milligramm für Männer bzw. 0,8 Milligramm für Frauen als Tagesbedarf zugrunde. Das National Cancer Institute in den USA propagiert hingegen bis zu 6,0 Milligramm, die durch verschiedene Obst- und Gemüsesorten gedeckt werden sollen.
Problemlos ist es, durch natürliche Nahrung Beta-Carotin zu sich zu nehmen. Denn hier existiert der gewachsene Zusammenhang von Stoffen, wodurch eine einseitige Versorgung ausgeschlossen ist.

»5 am Tag!«

Das Motto muss heißen: Mehr Obst und Gemüse essen! Denn die sekundären Pflanzenstoffe mit allen gesundheitsfördernden Wirkungen wie das Abfangen von freien Radikalen kommen nur in naturbelassenen pflanzlichen Lebensmitteln vor. Am besten sind fünf Portionen pro Tag: davon dreimal Gemüse und zweimal Obst. Eine Portion entspricht dabei einer Hand voll Obst und Gemüse. Damit ergeben sich dem Alter entsprechende Mengen: kleine Menschen – kleine Hände, große Menschen – große Hände. Eine Ausnahme bilden hier besonders klein gestückelte

Beta-Carotin in Obst und Gemüse

		(in Mikrogramm auf jeweils 100 Gramm)
Gemüse	Grünkohl	8,6
	Möhre	8,4
	Petersilie	5,9
	Wirsing	4,7
	Feldsalat	3,9
	Paprika, rot	3,5
	Paprika, grün	0,1
Obst	Grapefruit	1,3
	Mango	1,2
	Aprikose	0,8
	Sauerkirsche	0,4
	Multivitaminsaft	bis 3,6

Obst- und Gemüsearten. Hier entspricht eine Portion zwei Hand voll. Es zählen nicht nur frische Produkte, sondern auch Tiefkühlware, Konserven oder Obst- und Gemüsesäfte. Am besten ist 100-prozentiger Fruchtsaft (kein Fruchtnektar oder Fruchtsaftgetränk).

Fünf über den Tag verteilte Portionen können beispielsweise so aussehen (siehe auch Seite 126):

- Frühstück: ein Apfel im Müsli oder ein Glas Fruchtsaft.
- Zweites Frühstück: ein Stück Obst oder ein mit Salatgurken- oder Tomatenscheiben belegtes Brot.
- Mittagessen: eine Portion Gemüse mit Kartoffeln, mit oder ohne Fleisch.
- Nachmittag: eine Karotte oder einen Kohlrabi als kleine Zwischenmahlzeit oder zum Knabbern zwischendurch.
- Abendessen: ein belegtes Brot mit Tomatensalat.

Vitamin D

Ältere erinnern sich sicherlich noch an den Löffel Lebertran, den sie täglich schlucken mussten, um »etwas für die Knochen zu tun«. Lebertran enthält zwar viel Vitamin D, schmeckt aber leider nicht besonders gut. Ansonsten müssen wir dieses fettlösliche Vitamin nur begrenzt mit der

Nahrung aufnehmen. Denn unser Bedarf an Vitamin D kann weitgehend in der Haut über eine Eigensynthese der ultravioletten Strahlen des Sonnenlichts hergestellt werden. Die Vitamin-D-Moleküle werden dann in einem komplizierten biochemischen Prozess, an dem cholesterinhaltige Verbindungen beteiligt sind, in die Körperzellen geleitet. Die Sonne sorgt also dafür, dass unser Stoffwechsel so richtig in Schwung kommt.

Funktion

Gerade weil wir es überwiegend selbst produzieren, gilt Vitamin D eher eine Vorstufe für hormonartige Wirkstoffe. Es spielt vor allem im Stoffwechsel der Mineralstoffe Kalzium und Phosphor eine wichtige Rolle – daher ist es für den Knochenaufbau und die Zähne so wichtig. Die Vitaminmoleküle sorgen in einem fein abgestimmten Prozess für die Aufnahme von Kalzium aus dem Darm und dafür, dass die Kalziumsalze in Knochen und Zähne eingebaut werden. Schließlich wacht es darüber, dass die Kalziumkonzentration im Blut nie unter einen bestimmten Wert

So viel Vitamin D brauchen wir

Wer sich hauptsächlich in geschlossenen Räumen aufhält, muss den Bedarf an Vitamin D zusätzlich über die Nahrung decken, zum Beispiel mit Milch oder Käse. Empfohlen werden zwischen fünf und zehn Mikrogramm täglich. Dies kann in unseren Breitengraden auch im Winter sinnvoll sein. Wer jedoch keinen Sonnenstrahl auslässt, hat zumindest im Sommer keine Extraportion nötig. Allerdings sind die Gefahren durch übermäßigen Sonneneinfluss inzwischen auch hinlänglich bekannt. Intensives Sonnenbaden macht nicht nur müde und schlapp, sondern fördert auch Hautkrebs. Für die Bildung von Vitamin D reicht schon eine Viertelstunde Sonnenlicht zwei- bis dreimal pro Woche.

fällt. Notfalls wird Kalzium aus den Knochen abgezogen, weil sonst die Muskeln bewegungsunfähig würden und auch das Herz stehen bliebe.

Vorkommen

- Vitamin D ist besonders reichhaltig im Lebertran (Fischleberöl) enthalten. Ansonsten gehören Fische mit zu den besten Lieferanten. In den meisten anderen Lebensmitteln ist Vitamin D nur in relativ geringen Mengen enthalten.
- Da es für den Körper besonders wichtig ist, hat die Industrie zahlreiche Grundnahrungsmittel mit Vitamin D angereichert, wie Babynahrung (10 Mikrogramm/Liter) und Margarine (25 Mikrogramm/Kilogramm).
- Der Gehalt in Milch und Milchprodukten hängt von der Jahreszeit ab, im Sommer ist er höher als im Winter. Kuhmilch enthält zum Beispiel im Winter nur fünf Internationale Einheiten (I.E.) Vitamin D pro Liter, im Sommer mit 50 I.E. immerhin die zehnfache Menge. Ähnlich verhält es sich bei Milchprodukten wie Käse, Sahne und Butter.
- Verluste durch Lagerung und Zubereitungen entstehen kaum, Vitamin D bleibt bei den üblichen Garzeiten aktiv, es ist bis zu 180 °C hitzestabil.

Hinweis: Die Mengen von Vitamin D werden in Mikrogramm (mcg) oder in Internationalen Einheiten (I.E.) angegeben. Umrechnung: 1 mcg Vitamin D3 = 40 I.E.

Vitamin D in Lebensmitteln

(in Mikrogramm auf jeweils 100 Gramm)

Hühnerei	2	Weichkäse	1
Camembert	1	Lebertran	300
Margarine	3	Butter	1
Rinderleber	2	Schweineleber	1
Hering	27	Lachs	22
Aal	22	Forelle	7
Thunfisch	6	Avocado	5
Champignons	2		

Weitere Funktionen

Während die Rolle von Vitamin D beim Knochenwachstum seit langem bekannt ist, diskutieren Wissenschaftler inzwischen über zusätzliche Funktionen dieses Stoffes. So wird das Vitamin D auch mit der Körperabwehr, mit dem Insulinstoffwechsel und mit der Herztätigkeit in Verbindung gebracht.

Amerikanische Wissenschaftler haben beobachtet, dass das Vitamin die Pumpleistung des Herzens und die Struktur der Muskelzellen beeinflusst. Die Wirkung von Vitamin D beruht möglicherweise darauf, dass es den Muskelzellen des Herzens hilft, die Kalziumspeicher nach einer Kontraktion (dem Zusammenziehen) rasch wieder aufzufüllen.

Mangelerscheinungen

Die typischen Vitamin-D-Mangelkrankheiten sind Rachitis bei Kindern und Osteomalazie (Knochenerweichung) bei Erwachsenen, die aber heute bei uns nur noch eine untergeordnete Rolle spielen. Auch die im Alter häufig vorkommende Osteoporose ist oft mit einer zu geringen Zufuhr an Vitamin D verbunden. Durch den Vitaminmangel wird der Kalzium-Phosphat-Stoffwechsel gestört, die Mineralisierung der Knochen verschlechtert sich. Fehlbildungen und Verformungen der Wirbelsäule und der Beinknochen sind ebenso die Folge wie schwache Muskeln und mangelnde Zahnbildung. Bei der Osteoporose vermindert sich das Knochengewebe dagegen insgesamt, die Struktur wird gröber und es kommt leichter zu Knochenbrüchen.

Ausreichend Vitamin D durch mäßigen, aber regelmäßigen Aufenthalt im Freien, ausreichend Bewegung und bei vorhandenen Risiken eventuell zusätzliche Gaben an Vitamin D und Kalzium schützen die Knochen vor Osteoporose und Osteomalazie.

Es gibt zudem einige Hinweise darauf, dass ein Vitamin-D-Mangel zur Entwicklung von Bluthochdruck beitragen kann.

Risikogruppen für Vitamin-D-Mangel

- Ein latenter Mangel an Vitamin D kann bei älteren Menschen entstehen, da die Eigensynthese des Vitamins im Alter nachlässt. Der Mangel kann sich verstärken, wenn sich alte Menschen wegen einer Krankheit oder Gebrechlichkeit nur noch selten im Freien aufhalten, vor allem im Winter.
- Ab der Menopause finden sich auch bei Frauen zum Teil deutlich niedrigere Vitamin D-Spiegel. Sie sollten dann wegen der Osteoporosegefahr ganz besonders auf eine ausreichende Versorgung mit Vitamin D achten.
- Bei Immigranten aus südlichen Ländern kann im Norden ein Mehrbedarf an Vitamin D entstehen. Denn dunkelhäutigere Menschen haben durch ihre Hautfarbe einen natürlichen Schutz vor einer zu großen Eigensynthese an Vitamin D, der auch im Norden bei weniger UV-Strahlen wirksam bleibt.

Risiken durch Überdosierung

Wer hoch dosierte Vitamin-D-Tabletten einnimmt, sollte vorsichtig sein: Übelkeit, Appetitlosigkeit, Kopfschmerzen, schlimmstenfalls Knochenentkalkung und Nierensteine können die Folge sein, wenn der Körper zu große Mengen des Vitamins bekommt. Entsprechende Präparate dürfen

Personen mit einem erhöhten Vitamin-D-Bedarf

- Säuglinge;
- schwangere und stillende Frauen;
- Senioren;
- Menschen, die selten im Freien sind;
- starke Raucher;
- Personen, die längere Zeit Schlafmittel oder Antiepileptika einnehmen;
- Menschen, die unter chronischen Darm-, Leber- oder Nierenerkrankungen leiden.

deshalb nur nach Absprache mit dem Arzt eingenommen werden. Vor einer Überdosierung durch zu viel Sonne und Lebensmittel braucht dagegen niemand Angst zu haben.

Schutz vor Blei

Wasserrohre aus Blei gehören zum Glück hierzulande nahezu der Vergangenheit an. Trotzdem kann es durch Umwelteinflüsse oder durch berufliche Tätigkeiten zu Bleianreicherungen im Körper kommen. Hier ist Vitamin D ein guter Schutz, denn es benutzt in der Darmschleimhaut dieselben Transportwege wie Blei. Das bedeutet: Wer ausreichend mit Vitamin D versorgt ist, blockiert damit eine Aufnahme des Schwermetalls.

Vitamin E

Das fettlösliche Vitamin E zählt derzeit ohne Zweifel zu den Stars der Vitaminszene. Kein Wunder, denn es gilt als das »Anti-Aging-Vitamin« schlechthin. Als so genanntes Antioxidans hat es die wichtige Aufgabe, empfindliche Substanzen wie Vitamin A oder Fettsäuren vor den Attacken der freien Radikale zu schützen, die uns schneller altern lassen und zur Entstehung von Krankheiten beitragen. Ein Vitamin-E-Molekül kann die Angreifer in eine ungefährliche Substanz umwandeln, die dann abgebaut und über den Urin ausgeschieden wird.

Diese Wirkung lässt sich gut am Beispiel der Butter verdeutlichen. Sie wird ranzig, wenn sie zu lange dem Licht ausgesetzt ist, das heißt, die in der Butter enthaltenen Fettsäuren sind von freien Radikalen zerstört worden. Auch in unserem Körper wird das Fett »ranzig«, wenn wir zu wenig Vitamin E mit der Nahrung aufnehmen. Ein typisches Zeichen dafür sind Altersflecken auf den Händen. Hierbei handelt es sich um Fettstoffe, die durch freie Radikale oxidiert wurden und mit Eiweiß harte Verbindungen eingegangen sind. Die gleichen Prozesse können in der Lunge, im Nervensystem, in den Muskeln oder in anderen Geweben auftreten, wenn das Vitamin E nicht gegensteuert.

Funktionen

▶ Vitamin E wirkt wie eine Art zelleigener »Rostschutz«, weil es die aggressiven Sauerstoffverbindungen unschädlich macht und verhindert, dass sie die Zellen attackieren. Tatsächlich greift es immer helfend in das Geschehen ein, wenn so genannte oxidative Prozesse (das »Ranzigwerden«) im Körper stattfinden, wie etwa bei der Arterienverkalkung, die zu Herzinfarkt und Schlaganfall führen kann. Vitamin E ist in der Lage, eine Oxidation und somit auch die Ablagerungen in den Gefäßen zu verhindern.

TIPP: Wer zu viel fette Wurst, Weißbrot und Süßigkeiten zu sich nimmt, hat ein höheres Risiko, an Arteriosklerose zu erkranken. Eine Zufuhr an Vitamin E kann vorbeugen.

▶ Vitamin E ist aber nicht nur ein Fänger der freien Radikale, es unterstützt auch zusammen mit dem raren Spurenelement Selen die Bildung von Antikörpern und Fresszellen der Immunabwehr, etwa bei Infektionen.

▶ Weiterhin fördert es den Energiestoffwechsel, sorgt für ein störungsfreies Gewebewachstum und für die Gesundheit der roten Blutkörperchen.

▶ Vitamin E ist seit den 1920er Jahren als Bestandteil der Nahrung bekannt, gilt aber erst seit 1968 als essenzieller (lebensnotwendiger) Nährstoff. Es gibt acht natürliche Vitamin-E-Verbindungen, wovon Alpha-Tocopherol beim Menschen am wirksamsten ist. Vitamin E wird nur von Pflanzen synthetisiert und gelangt dann über die Nahrungskette in die Tiere, wenn auch in geringeren Mengen. Der menschliche Organismus nimmt Vitamin E über den Dünndarm auf, wobei dieser Vorgang an die Fettverdauung gekoppelt ist.

Es werden aber nur etwa 30 Prozent des aufgenommenen Vitamins verwertet, weil vor allem mehrfach ungesättigte Fette eine Hemmung bewirken. Dazu gehören zum Beispiel die Linolsäure sowie Omega-3- und Omega-6-Fettsäuren. Vom Dünndarm aus wird Vitamin E in den gesamten Körper transportiert und kann in den Zellen seine Schutzfunktionen erfüllen.

Vorkommen

▶ Am meisten Vitamin E liefern pflanzliche Öle, insbesondere Weizenkeim-, Sonnenblumen-, Erdnuss-, Soja- und Olivenöl, die so vor der Oxidation, also dem Ranzigwerden, geschützt werden.

▶ Ferner ist Vitamin E in Nüssen, einigen Getreidesorten, zum Beispiel Weizenkleie, Mais, Hafer und Weizen, sowie in Gemüse, vor allem Bohnen, Spargel und Sojabohnen, enthalten.

▶ In Pflanzen schwankt der Gehalt an Vitamin E: Junge, schnell wachsende Pflanzen enthalten weniger Vitamin E als ausgewachsene dunkelgrüne Pflanzenteile.

▶ Tierische Lebensmittel weisen generell relativ wenig Vitamin E auf, auch hier gibt es saisonale Schwankungen. So enthält Milch im Frühjahr weniger Vitamin E als im Herbst.

▶ Durch die industrielle Verarbeitung von Lebensmitteln entstehen Verluste von 10 bis 40 Prozent, die jedoch zum Teil durch künstliche Anreicherungen wieder ausgeglichen werden. Die Verluste bei der Lagerung und beim Garen sind gering.

Natürlich oder synthetisch

Vitamin E wird sowohl in natürlicher als auch in synthetischer Form angeboten, wobei auch natürliches Vitamin E in verschiedenen Prozessen synthetisiert wird. Untersuchungen über die Aufnahme zeigen, dass »natürliches« und synthetisches Vitamin E gleichermaßen gute Vitamin-E-Quellen sind. Nach einer Studie der Universität Texas sind beide Formen gleichwertig, wenn ein bestimmter Grenzwert überschritten wird, der für die präventive (vorbeugende) Wirkung von Vitamin E entscheidend ist. Anderen Ergebnissen zufolge wird natürliches Vitamin E im Blut doppelt so effizient zurückgehalten wie die synthetische Form, obwohl beide in gleichen Mengen aus dem Darm resorbiert werden. Es geht also nicht um eine unterschiedliche Wirksamkeit, sondern um eine unterschiedli-

Vitamin E in Lebensmitteln

		(in Milligramm auf jeweils 100 Gramm)
Öle und Fette	Weizenkeimöl	215
	Sonnenblumenöl	55
	Margarine	35
	Erdnussöl	17
	Olivenöl	12
	Butter	2,2
Getreide	Weizenkleie	2,4
	Roggen	2,0
	Haferflocken	1,5
Gemüse	Fenchel	4,1
	Spargel	2,0
	Bohnen (weiß)	1,9
	Tomate	0,9
	Brokkoli	0,9
	Rosenkohl	0,8
Nüsse	Mandel	25,0
	Haselnuss	25,0
	Erdnuss	8,8
	Walnuss	6,2
	Pistazie	5,4

che biologische Aktivität. Sie kann durch Anpassung der Dosierung ausgeglichen werden, um vergleichbare Wirkungen zu erzielen.

Für die Bewertung der biologischen Aktivität werden Vitamin-E-Dosierungen daher oft in I.E., das heißt also in Internationalen Einheiten, ausgedrückt. 1,0 I.E. natürliches Vitamin E entspricht wirkungsmäßig 1,0 I.E. synthetisches Vitamin E.

Auf ausreichende Versorgung achten

Vitamin E ist in fast allen Lebensmitteln enthalten, ein erheblicher Mangel ist daher bei Erwachsenen meist nur bei krankhaften Störungen der Fettverdauung zu finden.

So viel Vitamin E brauchen wir

Die Deutsche Gesellschaft für Ernährung hat den empfohlenen Tagesbedarf an Vitamin E für Männer auf Werte zwischen 13 und 15 Milligramm angesetzt. Frauen benötigen zwischen 11 bis 12 Milligramm. Schwangere und stillende Frauen haben mit 13 und 17 Milligramm Vitamin E einen höheren Bedarf. Patienten mit Diabetes und Herz-Kreislauf-Erkrankungen sollten nach den jetzigen Erkenntnissen nicht dauerhaft höhere Mengen einnehmen.

Ernährungsstudien zeigen, das die empfohlene Vitamin-E-Aufnahme in Deutschland erreicht wird. Zahlreiche Ernährungswissenschaftler und Mediziner plädieren jedoch wegen der antioxidativen Wirkungen des Vitamins für eine zusätzliche Zufuhr bei Personengruppen, die ein Risiko für bestimmte Belastungen und Krankheiten haben.

So gibt es Hinweise, dass Vitamin E unterstützend bei Diabetes (Zuckerkrankheit), Herzkrankheiten, Rheuma, Parkinson, grauem Star und Krebserkrankungen wirken kann.

Mangelerscheinungen

Aufmerksamkeit und Wachsamkeit können bei zu geringer Vitamin-E-Zufuhr sinken. Die Folgen einer dauerhaften Unterversorgung machen sich erst nach langer Zeit bemerkbar, da die Speicher in den Fettgeweben nur langsam abgebaut und entleert werden. Ein länger anhaltender Mangel führt zu zersetzenden Prozessen der roten Blutkörperchen und zu Muskelschwächen.

Risiken einer Überdosierung

- Neue Studien haben gezeigt, dass Vitamin E in großen Mengen (400 I.E. pro Tag) das Herz nicht schützt, sondern ihm sogar schaden kann.
- Bereits im Jahr 2000 ließen Ergebnisse einer ersten Studie Zweifel am erhofften Gefäßschutz bei älteren Per-

Personen mit einem Mehrbedarf an Vitamin E

- Raucher;
- Menschen, die großen körperlichen und psychischen Belastungen (Stress) ausgesetzt sind;
- Personen mit Herz-, Stoffwechsel-, Bindegewebs- sowie bestimmten Magen- und Darmkrankheiten;
- Patienten, die mit Strahlen- und Chemotherapie behandelt werden – hier kann Vitamin E Zellschäden vorbeugen;
- Menschen mit geschwächter Immunabwehr.

sonen mit Diabetes und Herz-Kreislauf-Krankheiten aufkommen. Um diesem Verdacht nachzugehen, wurde die Untersuchung weitere vier Jahre fortgesetzt. Die Folgestudie umfasst Daten von knapp 4000 Patienten, die insgesamt durchschnittlich sieben Jahre lang Vitamin E (täglich 400 I.E.) oder ein Scheinmedikament einnahmen. Bei diesen Patienten mit Vorerkrankungen war kein schützender Effekt vor Herzinfarkt, Schlaganfall, Angina pectoris (»Brustenge«) und Krebs zu erkennen. Vielmehr kam es häufiger zu Herzschwäche und damit verbundenen Krankenhauseinweisungen.

Vitamin K

Ohne dieses fettlösliche Vitamin würde selbst die kleinste Verletzung zur Katastrophe, aber mit seiner Hilfe werden Blutungen gehemmt und die Blutgerinnung durch den Gerinnungsstoff Prothrombin beschleunigt. Lange glaubte man, dies sei die einzig wichtige Funktion des Vitamin K im Körper.

Inzwischen weiß man aber, dass es durch die Verwertung von Kalzium auch für den Aufbau des Knochensystems sehr wichtig ist und den Stoffwechsel von Bindegewebe und Nieren unterstützt. Vitamin K wird entweder mit der Nahrung aufgenommen oder im Dünndarm durch Darmbakterien selbst gebildet.

Vorkommen

Vitamin K kommt vorwiegend in grünen Blattgemüsen, zum Beispiel im Spinat und in einigen Kohlarten wie Rosenkohl, sowie in Milch, Milchprodukten und Leber vor. Beim Vitamin-K-Gehalt treten, jahreszeitlich bedingt, Schwankungen auf, beispielsweise kann in gelben und grünen Blattgemüsen der Anteil des Vitamins zwischen 50 bis zu 800 Mikrogramm pro 100 Gramm betragen.

Küchentipps

65 Mikrogramm Vitamin K (durchschnittlicher Tagesbedarf) sind enthalten in: 20 Gramm Weizenkeimen, 150 Gramm Weizenvollkorn, 25 Gramm Rosenkohl, 50 Gramm Kalbsleber, 400 Gramm Schweinefleisch, 75 Gramm Hagebutten, 100 Gramm Butter, 220 Gramm Speisequark oder 500 Gramm Erdbeeren.

So viel Vitamin K brauchen wir

Der genaue Tagesbedarf des Menschen an Vitamin K ist nicht bekannt. Schätzungen reichen von 30 bis zu 120 Mikrogramm. Die Deutsche Gesellschaft für Ernährung empfiehlt täglich 60 bis 80 Mikrogramm Vitamin K für Frauen und Männer. Bei normal gemischter Kost ist ein Mangel an Vitamin K recht selten, da dieses Vitamin Teil der Nahrungskette zwischen Pflanzen und Tieren ist und außerdem im Darm gebildet werden kann.

Kritisch kann die Versorgung allenfalls bei Neugeborenen sein, da die Muttermilch sehr wenig Vitamin K (2,0 Milligramm pro Liter) enthält und die Vitamin-K-Bildung durch die Darmbakterienflora noch nicht ausreicht. Um einer erhöhten Blutungsneigung vorzubeugen, erhalten Säuglinge daher vorbeugend Vitamin K.

Erhöhter Bedarf

- Bei bestimmten Krankheitsbildern kann ein erhöhter Bedarf an Vitamin K bestehen. So etwa bei der Osteoporose, von der vor allem ältere Frauen in der Menopause be-

Vitamin K in Lebensmitteln

		(in Mikrogramm auf jeweils 100 Gramm)
Milchprodukte	Butter	60
	Briekäse	35
	Emmentaler	30
	Vollmilch	11,3
Fleisch	Huhn	473
	Rinderleber	45
	Rindfleisch	17
	Schweinefleisch	15
Getreide	Weizenkleie	80
	Haferflocken	50
	Reis, ungeschält	40
	Roggen, Vollkorn	30
	Reis, geschält	20
Gemüse	Sauerkraut	1540
	Rosenkohl	440
	Spinat	400
	Chicorée	200
	Kopfsalat	200
	Blumenkohl	186
	Erbsen	135
	Brokkoli	84,5
	Karotten	65,6
	Kartoffeln	50
Obst	Erdbeeren	13
	Pfirsiche	10
	Bananen	10
	Aprikosen	9,1

troffen sind. Typisch für diese Krankheit ist ein erhöhter Verlust an Kalzium, wobei meist gleichzeitig der Vitamin-K-Spiegel im Blut herabgesetzt ist.

▶ Einen Mangel kann es auch bei chronischen Magen-Darm- und Lebererkrankungen geben.

▶ Einige Medikamente wie Antibiotika können den Bedarf an Vitamin K erhöhen.

Personen mit einem Mehrbedarf an Vitamin K

- Säuglinge und Kleinkinder;
- Menschen mit bestimmten Darmerkrankungen (Zöliakie, Morbus Crohn), chronischen Leberleiden oder Osteoporose;
- Personen, die Medikamente wie Antibiotika einnehmen müssen.

- Bei Osteoporose kann zusätzliches Vitamin K sinnvoll sein. Bei erhöhter Blutungsneigung sind Vitamin-K-Gaben unter ärztlicher Aufsicht notwendig.
- Vitamin K1 und K2 (Untergruppen) sind auch in höheren Dosen meist gut verträglich. Dies gilt nicht für Vitamin K3 (Menadion), das heute nicht mehr im Handel ist.

Mangelerscheinungen

Fehlt Vitamin K, kommt es verstärkt zu Blutungen, wobei sich die Gerinnungszeit des Blutes deutlich verlängert. Auch die Gesundheit der Knochen kann durch einen Mangel an Vitamin K beeinträchtigt werden.

DIE WASSERLÖSLICHEN VITAMINE

Vitamin C (Ascorbinsäure)

Vitamin C ist für viele Menschen das Vitamin schlechthin. Seinen Ruhm begründete Nobelpreisträger Linus Pauling mit seinem Buch »Vitamin C und der Schnupfen«. Inzwischen ist Vitamin C jedoch in die Kritik geraten, vor allem wenn es in hoher Dosierung eingenommen wird.

Funktionen

Tatsächlich aber vermag Vitamin C eine ganze Menge:

- Es wirkt bei der Bildung von Kollagen mit, das Haut, Gewebe, Knochen und Zahnbein zusammenhält.

- Es spielt eine Rolle bei der Wundheilung und hilft bei der Bildung von roten Blutkörperchen.
- Es schützt Körperzellen vor der Zerstörung durch freie Radikale und gilt als eines der wichtigsten Antioxidantien unseres Körpers.
- Es ist an der Herstellung verschiedener Hormone, zum Beispiel in den Keimdrüsen, beteiligt.
- Eine gute Versorgung mit Vitamin C trägt zum Schutz vor Viren und Bakterien bei. Wissenschaftler streiten allerdings heftig darüber, ob zusätzliche Gaben beispielsweise vor Erkältungen schützen (siehe unten).
- Schließlich trägt Vitamin C zur besseren Verwertung von Eisen im Körper bei.

Streitfall Erkältungen

Jedes Kind lernt, dass durch Vitamin C Erkältungen verhindert werden können. Ausgerechnet diese lieb gewonnene Gewohnheit sollen wir nun vergessen, behaupten der australische Mediziner Robert Douglas und sein finnischer Kollege Harri Hemila, die 55 Studien der vergangenen 65 Jahre ausgewertet haben. Vitamin C, so die Wissenschaftler, habe lediglich bei Skifahrern und Marathonläufern einen leicht vorbeugenden Effekt. Allenfalls die Dauer einer Erkältung lasse sich durch Vitamin C verringern, so ihre Erkenntnis. Der Nutzen der weit verbreiteten Praxis, Vitamin C zur Vorbeugung einzunehmen, sei daher fragwürdig. Trotzdem: Reichlich Obst und Gemüse werden sicher ein Schutz vor unliebsamen Krankheitserregern sein.

Krebs und Vitamin C

Mehr als 250 Studien haben den Beweis gebracht: Hoher Konsum von Gemüse und Obst – und damit von viel natürlichem Vitamin C – geht mit einem niedrigeren Krebsrisiko einher. Das gilt insbesondere für Lunge, Mund und Rachen, Speiseröhre, Magen, Darm und Rektum sowie Bauchspeicheldrüse. Bei weiteren Krebsarten wie Blasen-, Brust-, Gebärmutterhals-, Kehlkopf- und Schilddrüsenkrebs geht der amerikanische World Cancer Research Fund davon aus, dass Obst und Gemüse »wahrscheinlich das Risiko senken«. Denn Gemüse und Obst enthalten zahlreiche Antikarzinogene (Krebs hemmende Stoffe), die sich ergänzen.

Ferner erhärten sich die Hinweise, dass der Verzehr größerer Mengen an Obst und Gemüse sich auch bei anderen chronischen Erkrankungen risikomindernd auswirkt. Daher führen Experten die kontinuierlich niedrigen Raten vieler Krebsarten in südeuropäischen Ländern führen Experten auf die mediterrane Küche zurück. Ihre Empfehlung: Sieben Prozent oder mehr der gesamten Energieaufnahme sollte in Form von Gemüse und Obst erfolgen.

Vorkommen

Menschen können im Gegensatz zu den meisten Tieren Vitamin C nicht selbst herstellen und müssen es über die Nahrung aufnehmen. Besonders reichlich vorhanden ist Vitamin C in Gemüse und Obst.

Die Ascorbinsäure ist ausgesprochen licht- und sauerstoffempfindlich, daher gehen oft große Anteile des wertvollen Stoffes verloren. Das ist auch der Grund, warum tiefgefrorene Produkte oft mehr Vitamin C enthalten als frisches Obst oder Gemüse, das bereits einige Tage alt ist. Der Gehalt an Vitamin C ist in der Schale und direkt darunter am höchsten. Dickes Schälen verringert daher die Vitaminzufuhr ebenso wie langes Kochen und Warmhalten. Vitamin C wird inzwischen bei der Lebensmittelproduktion als Stabilisierungsmittel eingesetzt. Dadurch sollen Verluste, die durch die Verarbeitung entstehen, ausgeglichen werden.

Mehrbedarf

Diverse Umstände können einen erhöhten Bedarf an Vitamin C notwendig machen. Das gilt während der Schwangerschaft und der Stillzeit sowie bei der Einnahme der Antibabypille. Bei Stress leeren sich die sowieso geringen

Vitaminspeicher schnell und müssen nachgefüllt werden. Gleiches gilt für Raucher. Auch bei erhöhten Blutfetten oder Herz-, Magen- und Darmerkrankungen können zusätzliche Gaben notwendig werden.

Vitamin C zur Vorbeugung – wie viel?

Eine vorbeugende Anwendung von Vitamin C ist allen Menschen zu empfehlen, die zu einer der genannten Gruppen (siehe Kasten) mit einem erhöhten Bedarf gehören. In der Regel geht man davon aus, dass eine Aufnahme von

So viel Vitamin C brauchen wir

Vitamin C muss dem Körper ständig zugeführt werden; größere Reserven werden nicht gebildet. Nicht verbrauchtes Vitamin wird über den Urin schnell ausgeschieden.

Über die Höhe des täglichen Bedarfes an Vitamin C entbrennt unter Wissenschaftlern immer wieder ein heftiger Streit. Die Angaben reichen von niedrig angesetzten Werten der Ernährungsgesellschaften bis zu den sich in Grammbereichen bewegenden Empfehlungen so genannter orthomolekularer Therapeuten (sie behandeln mit Vitamin- und Mineralstoffgaben).

Für Deutschland hat die Deutsche Gesellschaft für Ernährung die empfohlene tägliche Zufuhr nun leicht erhöht: von früher 75 Milligramm auf 100 Milligramm Vitamin C für Jugendliche und Erwachsene. Schwangeren Frauen werden täglich 110 Milligramm, stillenden Frauen 150 Milligramm des Vitamins empfohlen. Berücksichtigt wird nun auch der Mehrbedarf an Vitamin C von Rauchern: Sie sollten 150 Milligramm täglich aufnehmen.

Dagegen empfahl Linus Pauling, der »Vater« der so genannten orthomolekularen Therapie zehn Gramm Vitamin C pro Tag, um Krankheiten vorzubeugen.

Vitamin C in Lebensmitteln

	(in Milligramm auf jeweils 100 Gramm)	
Gemüse	Paprika (gelb)	294
	Parika (rot)	150
	Paprika (grün)	139
	Broccoli	47
	Grünkohl	47
	Feldsalat	30
	Tomaten	22
	Spinat	21
Obst	Sanddorn	266
	Johannisbeere (schwarz)	180
	Kiwi	80
	Zitrone	61
	Orange	50
	Stachelbeere	35
Fleisch	Rinderleber	25
	Schweineleber	23
Fisch	Lachs	3
	Forelle	2

100 bis 200 Milligramm täglich den Mehrbedarf ausreichend decken kann. Für therapeutische Zwecke kann sich dies auf bis zu 1000 Milligramm täglich steigern. Orthomolekulare Therapeuten verabreichen oft noch weit höhere Bedarfsmengen – allerdings nur unter intensiver Beobachtung und Betreuung.

Mangelerscheinungen

Die Versorgung mit Vitamin C gilt in den westlichen Ländern als gesichert, vor allem wenn man weiß, dass viele Lebensmittel entsprechend angereichert sind. Ausnahmen könnte es höchstens bei älteren Menschen geben, denen die Zubereitung von Essen ganz allgemein schwer fällt. Auch Singles leben oft genug aus der Konserve und erhalten dadurch nicht ausreichend natürliches Vitamin C.

Personen mit einem Mehrbedarf an Vitamin C

- Schwangere und stillende Frauen;
- Menschen, die starken körperlichen und psychischen Belastungen ausgesetzt sind;
- Leistungssportler;
- Raucher;
- Personen, die häufig eine Diät machen;
- ältere Menschen bei einseitiger Ernährung;
- Patienten mit Magen- und Darmkrankheiten;
- Patienten mit geschwächtem Immunsystem.

Die klassische Mangelkrankheit war früher der Skorbut mit inneren Blutungen, Zahnfleischbluten und Zahnausfall, der heute jedoch hierzulande praktisch nicht mehr vorkommt. Aber auch eine nicht so gravierende Unterversorgung kann Folgen haben und sich zum Beispiel als allgemeine Abwehrschwäche gegenüber Viren und Bakterien äußern, da die Bildung von wichtigen Abwehrzellen bei zu geringer Vitamin-C-Zufuhr gehemmt ist. Weitere Anzeichen für einen Mangel können Zahnfleischbluten, Müdigkeit, Blutergüsse und Konzentrationsmangel sein.

Die Gruppe der B-Vitamine

Das eine kann nicht ohne das andere: Deshalb wird auch vom Vitamin-B-Komplex gesprochen. Die B-Vitamine werden von jeder einzelnen Zelle des Körpers benötigt und sind dort für lebenswichtige Stoffwechselvorgänge verantwortlich. Muskeln, Verdauungsapparat, Haut, Haare, Augen und Leber brauchen sie – und vor allem das Gehirn und die Nerven.

Die Vitamine der B-Gruppe sind wasserlöslich und können deshalb kaum gespeichert werden – ständiger Nachschub ist erforderlich. Die Folgen einer mangelnden Versorgung mit diesen Vitaminen reichen von Haarausfall über Depressionen bis zu Verstopfung.

Thiamin (Vitamin B1)

Vitamin B1, das durch die klassische Mangelkrankheit Beriberi entdeckt wurde, ist nahezu in allen Organen und Geweben unseres Körpers vorhanden, besonders im Herz, in Leber und Nieren, im Gehirn und in der Skelettmuskulatur.

Funktionen

Thiamin ist unentbehrlich für einen gut funktionierenden Stoffwechsel von Gehirn, Nerven und Muskeln, also für unsere körperliche und psychische Leistungsfähigkeit. Als so genanntes Koenzym (unterstützendes Enzym) wirkt es außerdem mit beim Zuckerabbau in den Zellen, also bei der Umwandlung von Kohlenhydraten in Energie.

Vitamin B1 in Lebensmitteln

	(in Milligramm auf jeweils 100 Gramm)	
Getreide	Weizenkleie	0,7
	Haferflocken	0,6
	Weizen, Vollkornmehl	0,5
	Weizen, Feinmehl	0,1
	Reis, ungeschält	0,1
Gemüse	Erbsen	0,3
	Tomaten	0,1
	Grünkohl	0,1
	Blumenkohl	0,1
	Möhren	0,1
	Kartoffeln	0,1
Fleisch	Schwein	0,9
	Kalb	0,1
	Rind	0,1
Fisch	Thunfisch	0,2
	Lachs	0,2
Nüsse	Pistazie	0,6
	Haselnuss	0,4
	Walnuss	0,3

Vorkommen

Vitamin B1 ist vor allem in Getreide, verschiedenen Gemüsesorten und Nüssen vorhanden. Auch Fleisch und einige Fischarten können dieses wichtige Vitamin liefern.

So viel Thiamin brauchen wir

Der Bedarf an Vitamin B1 ist nicht konstant, sondern von der jeweiligen körperlichen und nervlichen Beanspruchung abhängig. Der normale Tagesbedarf wird bei 1,0 bis 1,5 Milligramm angesetzt – das entspricht einer Portion mageren Schinkens mit Vollkornbrot.

Mangelerscheinungen

Die Vitamin-B1-Mangelkrankheit Beriberi mit schweren Nervenzusammenbrüchen bis zur Verkümmerung der gesamten Muskulatur kommt heute in den Industrienationen so gut wie nicht mehr vor, dafür aber Zivilisationskrankheiten wie Nervosität, Konzentrationsschwierigkeiten, depressive Verstimmungen oder Haarausfall und Akne bis hin zur Herzschwäche.

Riboflavin (Vitamin B2)

In chemisch reiner Form ist Riboflavin ein orangegelbes Pulver. Es spielt – wie Vitamin B1 – eine wichtige Rolle im Kohlenhydratstoffwechsel. Auch wenn der Körper aus Fetten und Aminosäuren Energie zieht, ist Vitamin B2 beteiligt. Gleichzeitig hilft es beim Aufbau von Fettsäuren und Eiweiß und schützt die Ummantelung der Nervenzellen. Der Stoffwechsel der Hornhaut und der Augenlinsen benötigt ebenfalls Riboflavin.

Vorkommen

Vitamin B2 kommt in tierischen und pflanzlichen Lebensmitteln vor, besonders reich enthalten ist es in Hefe. Andere gute Quellen sind vor allem Milch und Milchprodukte sowie Fleisch- und Wurstwaren. In Weizenkorn ist Vita-

Vitamin B2 in Lebensmitteln

		(in Milligramm auf jeweils 100 Gramm)
Fleisch	Schweineleber	3,1
	Huhn	0,2
Fisch	Hering	0,2
Milchprodukte	Camembert	0,6
	Emmentaler	0,3
	Vollmilch	0,2
Gemüse	Paprika (gelb)	0,3
	Brokkoli	0,2
	Grünkohl	0,2
	Avocado	0,2
Getreide	Weizenkleie	0,5
	Haferflocken	0,2

min B2 im Keim und in der Kleie enthalten, starkes Ausmahlen verringert aber den Gehalt um rund ein Drittel. Früchte und Gemüse enthalten im Allgemeinen eher geringe Mengen an Riboflavin. Generell ist dieses Vitamin aus tierischen Quellen besser verwertbar als aus pflanzlichen.

Wärme und Sauerstoff machen ihm wenig aus, es reagiert aber empfindlich auf UV-Strahlen. Wird Milch zum Beispiel in durchsichtigen Glasflaschen gelagert, zerstört das Sonnenlicht innerhalb von wenigen Stunden bis zu 70 Prozent des enthaltenen Vitamins. Dagegen geht beim Kochen relativ wenig Riboflavin verloren.

Mangelerscheinungen

Etwa vier Tassen Milch decken den täglichen Bedarf an Vitamin B2 – nur die wenigsten trinken aber so viel. Wer auch Fleisch und Wurstwaren ablehnt, hat es schwerer, seinen Bedarf ausreichend zu decken. Zum Ausgleich sollte man daher vor allem dunkle Brotsorten und Backwaren mit Vollkornmehl bevorzugen. Das kann die Versorgung deutlich verbessern.

So viel Vitamin B2 brauchen wir

Der Bedarf an Vitamin B2 wird von der Deutschen Gesellschaft für Ernährung für weibliche Jugendliche ab 15 Jahren und für erwachsene Frauen auf 1,2 Milligramm angesetzt. Schwangere und stillende Frauen haben mit 1,5 und 1,6 Milligramm einen etwas höheren Bedarf.
Männliche Jugendliche ab 15 und junge Männer bis 25 Jahren benötigen 1,5 Milligramm Vitamin B2. Bis zum Alter von 65 Jahren verringert sich dann der tägliche Bedarf langsam bis auf 1,2 Milligramm.
Generell kann der Bedarf je nach Alter und Lebensbedingungen verschieden sein und etwa zwischen 1,0 bis 3,0 Milligramm Vitamin B2 täglich liegen. Er wird von der Intensität des Stoffwechsels, von Alter, Gewicht und Kalorienzufuhr beeinflusst.

Leichtere Mängel äußern sich in verminderter Leistungsfähigkeit, Müdigkeit, rauen und rissigen Mundwinkeln, Entzündungen der Mundschleimhaut, Zungenbrennen und

Personen mit einem Mehrbedarf an Vitamin B2

- Jugendliche im Wachstum;
- schwangere und stillende Frauen, besonders Vegetarierinnen;
- Leistungssportler;
- Raucher;
- Menschen, die sehr viel Fett aufnehmen;
- gestresste Personen;
- Patienten mit Schilddrüsenkrankheiten, Diabetes oder einer chronischen Entzündung des Dünndarms (Morbus Crohn);
- Personen, die Arzneimittel wie zum Beispiel Antidepressiva, Penicillin oder die Antibabypille einnehmen.

Hautveränderungen im Bereich von Mund und Nase. Ein schwerer Mangel verursacht Blutarmut und beeinträchtigt den Stoffwechsel anderer Vitamine. Da der Körper keine größeren Mengen Riboflavin speichern kann, ist er auf einen ständigen Nachschub angewiesen. Vorbeugend werden meist 1,0 bis 5,0 Milligramm Vitamin B2 täglich eingenommen. Die Ergänzung kann beispielsweise bei schwangeren und stillenden Frauen, bei Älteren und bei Frauen, die lange Zeit die Antibabypille einnehmen, sinnvoll sein.

Niacin (Vitamin B3)

Der Körper benötigt Niacin für den gesamten Stoffwechsel. An der Bildung von Botenstoffen im Gehirn ist es ebenso beteiligt wie am Feuchtigkeitsgehalt der Haut. Außerdem wirkt Niacin erweiternd auf die Blutgefäße und regulierend auf den Blutfettspiegel. Mit einem Mangel an Niacin muss allerdings zum Glück nur rechnen, wer sich extrem einseitig ernährt.

Niacin kommt in Form von Nicotinsäure und Nicotinsäureamid vor – beides hat jedoch nichts mit dem Nikotin in Zigaretten zu tun. Der Körper kann diese beiden Formen ineinander umwandeln.

Vorkommen

Niacin ist in vielen Lebensmitteln enthalten. Der Bedarf

So viel Niacin brauchen wir

Der Niacinspeicher eines Erwachsenen reicht im Allgemeinen für zwei bis sechs Wochen. Der genaue tägliche Bedarf an Vitamin B3 ist jedoch nicht bekannt. Der Grund dafür: Der Körper kann das Vitamin aus der Aminosäure Tryptophan, die als Provitamin (also als Vorstufe eines Vitamins) gilt, auch selbst in der Leber herstellen. Wissenschaftler gehen davon aus, dass täglich 10 Milligramm Niacin für Frauen und 16 Milligramm für Männer ausreichen.

wird überwiegend aus tierischen Nahrungsmitteln gedeckt, zum Beispiel Leber, Rindfleisch und Fisch.

Mangelerscheinungen

Ein schweres Defizit an Niacin, verbunden mit einem Mangel an Vitamin B2, B6 und Folsäure, führt zur Krankheit Pellagra, übersetzt »raue Haut«. Typisch sind Hautveränderungen, die an einen Sonnenbrand erinnern. Es stellen sich Durchfälle oder Verstopfung ein, daneben kommt es zu Übelkeit, Erbrechen und Appetitlosigkeit. Auch Gehirn und Nervensystem werden beeinträchtigt, Unbehandelt führt die Erkrankung zum Tod.

Niacin in Lebensmitteln

	(in Milligramm auf jeweils 100 Gramm)	
Fleisch	Schweineleber	15,0
	Huhn	8,1
	Rind	5,2
	Schwein	4,5
Fisch	Lachs	7,2
	Hering	3,8
Milchprodukte	Camembert	1,0
	Vollmilch	0,1
Gemüse	Erbsen	1,7
	Grünkohl	1,4
	Kartoffeln	1,2
	Brokkoli	0,7
	Möhren	0,6
	Kopfsalat	0,4
	Blumenkohl	0,4
Obst	Pfirsich	0,9
	Bananen	0,6
	Erdbeeren	0,5
Getreide	Roggen	1,7
	Reis, ungeschält	1,5
	Weizenmehl	0,8

Pantothensäure (Vitamin B5)

Die Vorsilbe »Pan« in Pantothensäure bedeutet »alles« – zu Recht: Dieses B-Vitamin ist in fast allen Lebensmitteln enthalten. Auch im Körper ist Pantothensäure an etlichen Stoffwechselprozessen beteiligt. Es gilt auch als ein ausgesprochenes Schönheitsvitamin, denn es fördert den Haarwuchs und sorgt für die Pigmentierung der Haare.

Weitere Funktionen

Doch damit nicht genug: Auch als »Anti-Stress-Vitamin« ist es von enormer Bedeutung, denn es steht in sehr enger Beziehung zu den Nebennieren und sorgt dort bei Stressbelastungen für eine ausreichende Produktion von natürlichem Cortison.

Pantothensäure wird für den Stoffwechsel von Fetten, Kohlenhydraten und Eiweiß benötigt, außerdem für die Energiegewinnung. Es ist an Entgiftungsreaktionen beteiligt und macht die Schleimhäute widerstandsfähig gegen Infektionen.

So viel Pantothensäure brauchen wir

Da Pantothensäure in so vielen Lebensmitteln vorkommt, liegen keine einheitlichen Angaben über den Bedarf vor.

Das B-Vitamin findet sich zwar in fast allen Nahrungsprodukten, aber meist nur in recht kleinen Mengen. Diabetiker, Darmkranke und Frauen, die die Antibabypille einnehmen, müssen ihre Pantothenzufuhr deshalb im Blick behalten.

Vorkommen

Pantothensäure kommt in unserer Ernährung häufig vor – sowohl in pflanzlichen als in tierischen Lebensmitteln. Besonders reich an Pantothensäure sind Gelée Royal, der berühmte Bienensaft, und die Eierstöcke von Stockfischen, die jedoch in der Ernährung nur eine sehr geringe Rolle

Pantothensäure in Lebensmitteln

	(in Milligramm auf jeweils 100 Gramm)	
Fleisch	Rinderleber	8,0
	Schweineleber	6,8
	Schweinefleisch	0,7
Fisch	Hering	7,4
	Lachs	1,0
Milchprodukte	Camembert	1,0
	Vollmilch	0,3
Hühnerei		1,4
Gemüse	Tomaten	1,0
	Brokkoli	0,6
	Blumenkohl	0,5
	Kartoffeln	0,3
Obst	Johannisbeere, Schwarze	0,4
	Erdbeere	0,3
	Aprikose	0,3
Getreide	Weizen (Vollkorn)	1,2
	Haferflocken	1,1
	Reis, ungeschält	0,4
	Weizenmehl, Type 405	0,2

spielen. Wichtiger sind Innereien, beispielweise Leber, Herz und Nieren, aber auch Eier und Vollkornprodukte.

Mangelerscheinungen

Ein in Experimenten herbeigeführter Mangel äußerte sich in Kopfschmerzen, Müdigkeit, Schwäche, Schlaflosigkeit, Übelkeit, Durchfall, Erbrechen und Funktionsstörungen des Nervensystems.

Pyridoxin (Vitamin B6)

Von Stress, Leistungsdruck und Existenzsorgen mit fatalen Folgen für das körperliche Wohlergehen bleibt heute kaum jemand verschont. Viele Menschen sind sich jedoch nicht darüber im Klaren, dass dabei auch Vitamin B6 verloren geht, mit dessen Hilfe wir frische Kräfte bekommen könnten. Dieses B-Vitamin wirkt nämlich beim Auf- und Umbau der Aminosäuren im Eiweißstoffwechsel mit, die für die Leistungsfähigkeit unerlässlich sind. Es liefert in der Leber die Enzyme, die Aminosäuren weiterverwerten. Oft genug reicht dann Vitamin B6 für die Eiweißverwertung nicht aus – der Stress kann nicht abgebaut werden. Vitamin B 6 ist aber auch wichtig für die Herstellung des roten Blutfarbstoffs Hämoglobin, für die Elastizität von Muskeln und Bindegewebe sowie für die Regulierung des »Glückshormons« Serotonin.

Gegen Tages- und UV-Licht ist Pyridoxin empfindlich, gegenüber Einwirkungen von Hitze jedoch recht stabil. Vitamin B6 ist in der Natur weit verbreitet, es kann von Mikroorganismen und Pflanzen in verschiedenen Formen hergestellt werden.

Vorkommen

Der Gehalt von Vitamin B6 ist in vielen Lebensmitteln bis heute nicht genau ermittelt. Es kommt besonders häufig im Fleisch vor, vor allem Innereien wie die Leber liefern

Vitamin B6 in Lebensmitteln

		(in Milligramm auf jeweils 100 Gramm)
Fleisch	Leber	0,9
	Huhn	0,3 – 0,6
	Schwein	0,3 – 0,5
Fisch		0,3 – 0,8
Gemüse	Bohnen	0,1 – 0,6
	Avocado	0,4
	Karoffeln	0,3
	Spinat	0,3
	Broccoli	0,2
Getreide	Reis	0,1 – 0,4
	Cerealien	0,3
Nüsse	Erdnuss	0,4

größere Mengen des Vitamins. Weitere wichtige Lieferanten sind Kartoffeln, Getreide, Hülsenfrüchte und Gemüse, aber auch Fische wie Makrelen und Sardinen, außerdem Milchprodukte. Dagegen ist in Fetten, Ölen und Zucker kein Pyridoxin enthalten.

Fleisch und Wurstwaren decken etwa 20 Prozent der täglichen Zufuhr an Vitamin B6, aus Brot und Backwaren stammen rund 17 Prozent, aus Kartoffeln etwa 12 Prozent. Beim Braten und Kochen sowie bei der Sterilisierung von Milch geht einiges an Vitamin B6 verloren. Schließlich kann auch Sonnenlicht, zum Beispiel wenn es auf Milch in durchsichtigen Glasflaschen trifft, den Vitamingehalt in wenigen Stunden um bis zu 50 Prozent mindern.

So viel Vitamin B6 brauchen wir

Der Bedarf an Vitamin B6 kann nicht verallgemeinert werden, er hängt vielmehr von den individuellen Lebensgewohnheiten ab. Eine Hauptrolle spielt der Umsatz an Proteinen (Eiweißstoffen). Mit der Höhe der zugeführten Proteine steigt der Bedarf an Pyridoxin, wobei tierisches Eiweiß den Bedarf stärker erhöht als pflanzliches. Allgemein werden pro Gramm Protein 20 Mikrogramm Vitamin B6 empfohlen. Bei hoher Eiweißzufuhr kann der Bedarf auf bis zu 2,8 Milligramm steigen. Die Deutsche Gesellschaft für Ernährung empfiehlt zurzeit erwachsenen Frauen jedoch nur eine Menge von 1,2 Milligramm Pyridoxin, Männern 1,4 bis 1,6 Milligramm (Jüngere). Schwangere und stillende Frauen sollten 1,9 Milligramm zu sich nehmen.

Mangelerscheinungen

Vitamin B6 wird im Darm und in der Leber verarbeitet und von dort in den Körper geleitet. Die Reserven dieses Vitamins reichen beim Menschen etwa zwei bis sechs Wochen, es muss also ständig für Nachschub gesorgt werden.

Für die Verarbeitung von Pyridoxin sind wiederum ausreichende Mengen an Vitamin B2 notwendig. Ein alleiniger Mangel an Vitamin B6 tritt allerdings selten auf, meist fehlen auch andere Vitamine des B-Komplexes.

Ein Mangel wirkt sich auf das Immunsystem aus. Weiterhin erhöhen sich die Risiken für Herz- und Kreislaufkrankheiten. Typische Folgen sind außerdem seborrhoische Dermatosen (»fettige Hauterkrankungen«), die im Augen- und Nasenbereich auftreten sowie Entzündungen an Mund und Lippen. Außerdem können sich Schlaflosigkeit, Nervosität und Reizbarkeit einstellen.

Personen mit einem Mehrbedarf an Vitamin B6

Verschiedene Umstände können den Bedarf an Vitamin B6 beeinflussen und erhöhen – dazu gehört eine stark eiweißhaltige Ernährung. Weiter können einige Krankheiten den Bedarf erhöhen.

Zu den Risikogruppen gehören:
- schwangere und stillende Frauen;
- Frauen, die am prämenstruellen Syndrom (PMS) leiden;
- Frauen, die lange die Antibabypille einnehmen;
- Senioren;
- Menschen mit Mangelernährung durch Diäten;
- Raucher;
- Patienten mit Gefäßerkrankungen (Arteriosklerose) oder bei der Einnahme bestimmter Medikamente (zum Beispiel zur Parkinson-Therapie).

Vitamin B6 zur Vorsorge – wie viel?

Zur Vorbeugung oder zur Deckung eines Mehrbedarfs werden meist Mengen zwischen 1,5 und 25 Milligramm täglich eingenommen. Da Vitamin B6 oft mit dem Fehlen anderer B-Vitamine verbunden ist, kann die Ergänzung durch ein Vitamin-B-Komplex-Präparat sinnvoll sein. Unter ärztlicher Beobachtung können auch höhere Dosen an Pyridoxin eingesetzt werden. Die Einnahme von Vitamin B6 gilt als gut verträglich. Allenfalls bei sehr hohen Aufnahmen (über 1,0 Gramm) über längere Zeit treten Nebenwirkungen in Form von Empfindungsstörungen auf.

Cobalamin (Vitamin B12)

Unter Vitamin B12 versteht man alle Cobalamine, also Moleküle mit einem Kobaltatom im Zentrum. Wissenschaftler stießen durch die so genannte perniziöse Anämie, eine Vitamin-B12-Mangelerkrankung auf diesen Stoff. Die Krankheit wurde lange Zeit mit dem Verzehr von Leber behandelt. Warum die Behandlung erfolgreich war, entdeckte man erst später: Das in der Leber enthaltene Vitamin B12 war dafür verantwortlich.

So viel Vitamin B12 brauchen wir

Der menschliche Körper verbraucht etwa 2,5 Mikrogramm Vitamin B12 pro Tag. Bei schwangeren und stillenden Frauen wird der Wert bei 3,5 bis 4,0 Mikrogramm pro Tag angesetzt. Da der menschliche Organismus insgesamt nur etwa 4,0 Milligramm Vitamin B12 enthält und die Bestände in der Leber und teilweise auch in den Muskeln speichert, werden bei einer ungenügenden Versorgung zunächst diese Vorräte abgebaut, was Monate bis Jahre dauern kann.
In der Regel wird in den Industrieländern jedoch genügend Cobalamin mit der Nahrung aufgenommen – von einer veganen Ernährung einmal abgesehen.
Eine Überdosierung von Vitamin B12 ist kaum möglich, Nebenwirkungen sind nicht bekannt.

Funktionen

Das Vitamin wird zwar nur in geringen Mengen vom Körper benötigt, erfüllt aber wichtige Funktionen zur Bildung

Vitamin B 12 in Lebensmitteln

		(in Mikrogramm auf jeweils 100 Gramm)
Fleisch	Leber (Kalb, Rind)	70 – 80
	Nieren	30
	Schwein	3
	Rind	2 – 3
Fisch	Hering	14
	Forelle	5
Milchprodukte	Käse	1,6 – 2,5
	Milch	1,5
Eier		2,5

roter Blutzellen, im Eiweißstoffwechsel und im Nervensystem. Außerdem unterstützt es Zellwachstum und -teilung und trägt zur Regeneration der Schleimhäute bei.

Da es hilft, das für das Herz-Kreislauf-System potenziell gefährliche Homocystein in die Aminosäure Methionin umzuwandeln, kann Vitamin B12 auch die Neigung zu Herz-Kreislauf-Erkrankungen verringern.

Vorkommen

Es gibt wohl kaum ein Vitamin, das unter Vegetariern und vor allem Veganern so kontrovers diskutiert wird wie das Vitamin B12. Der Grund: Es kommt so gut wie ausschließlich in tierischen Produkten vor.

Behelfen können sie sich mit Seealgen, die mikroskopische Spuren davon enthalten, und auch mit Sauerkraut und Joghurt – damit können Bakterien der Darmflora das Vitamin herstellen. Nach neuesten wissenschaftlichen Erkenntnissen sind Veganer nach einer gewissen Zeit anscheinend in der Lage, selbst Mechanismen zu entwickeln, die sie zur eigenen Produktion von Vitamin B12 befähigen.

Da Vitamin B12 von Bakterien gebildet wird, kommt es in tierischen Produkten wie Fleisch, Innereien (Leber, Nieren, Herz), sowie in Fisch, Milch und Eiern vor.

Küchentipps

Um den durchschnittlichen Tagesbedarf an Vitamin B12 zu decken, reichen folgende Mengen des jeweiligen Lebensmittels: 100 Gramm geräucherter Lachs, 70 Gramm Rindfleisch, 60 Gramm Hackfleisch, 20 Gramm Kalbsleberwurst.

Mangelerscheinungen

Vitamin B12 kann in der Leber gespeichert werden, sodass sich ein Mangel erst nach sehr langer Zeit bemerkbar macht. Er äußert sich in bestimmten Formen von Anämie, also Blutarmut, und Schädigungen des Nervensystems, die sich als Gedächtnisschwäche bis hin zur Demenz manifestieren können. Auch die schwere Nervenkrankheit Multiple Sklerose, die zu allmählicher Bewegungsunfähigkeit führt, wird mit einem Vitamin-B12-Mangel in Zusammenhang gebracht.

Personen mit einem Mehrbedarf an Vitamin B12

Damit das Vitamin im Körper verarbeitet werden kann, ist ein von der Magenschleimhaut produzierter Stoff notwendig, der das Cobalamin im Darm vor dem Abbau schützt. Ältere Menschen, die an einem Magenschleimhautschwund leiden, haben deshalb öfter einen Vitamin-B12-Mangel, ohne dass er immer als solcher erkannt wird.
Weitere Risikogruppen sind:

- Veganer;
- schwangere und stillende Frauen;
- Raucher und alkoholabhängige Personen;
- Patienten mit Anämie, neurologischen Störungen, Darmproblemen oder chronischen Schleimhautentzündungen.

Biotin

Biotin, ebenfalls ein wasserlösliches Vitamin, gehört zum Komplex der B-Vitamine. Forscher entdeckten es, als sie Anfang des letzten Jahrhunderts das Wachstum von Hefen erforschten. 1936 konnte es aus dem Eidotter isoliert werden, kurz darauf wurde die chemische Struktur aufgeschlüsselt.

Biotin wird vom Menschen nicht nur aus verschiedenen pflanzlichen und tierischen Lebensmitteln aufgenommen, in geringen Mengen kann es im Körper von den Darmbakterien auch selbst gebildet werden.

Funktionen

Füllige Haare und eine schöne, glatte Haut verdanken wir nicht zuletzt Biotin (früher: Vitamin H, von Haut). Es ist an der Produktion von Blutzellen und männlichen Sexualhormonen beteiligt. Bei der Bildung von Kohlenhydraten und Fetten spielt es sogar eine Hauptrolle.

Biotin hilft als Koenzym bei zahlreichen Körperfunktionen mit – vor allem bei der Synthese von Glukose im Rahmen des Zuckerstoffwechsels, aber auch bei Zellteilung und -wachstum. Weiter wird Biotin für die Synthese und den Abbau von Fettsäuren benötigt (wie die Umwandlung von Linolsäure in Omega-3-Fettsäuren) und für den Abbau einiger wichtiger Aminosäuren.

Vorkommen

Biotin ist in vielen Lebensmitteln enthalten, allerdings oft nur in sehr geringen Mengen. Gute Quellen sind Sojabohnen, Eigelb, Nüsse, Vollkornprodukte, Hülsenfrüchte sowie Milch und Milchprodukte. Berücksichtigt werden muss bei der Zufuhr von Biotin die unterschiedliche Bioverfügbarkeit. Aus Weizen werden nur fünf Prozent Biotin aufgenommen, aus Mais immerhin 33 Prozent.

Biotin ist in Lebensmitteln überwiegend an Proteine gebunden. Um es aus diesen Verbindungen im Körper zu verwerten, wird das Enzym Biotinidase benötigt.

Biotin in Lebensmitteln

	(in Mikrogramm auf jeweils 100 Gramm)	
Fleisch	Kalbsniere	100
	Kalbsleber	75
Gemüse	Sojabohnen	60
	Champignons	16
	Linsen	13
Getreide	Weizenkleie	44
	Weizenkeime	36
	Haferflocken	20
Nüsse	Walnuss	37
	Erdnuss	34

Küchentipps

50 Mikrogramm Biotin (durchschnittlicher Tagesbedarf) sind enthalten in: 50 Gramm Rinderleber, 60 Gramm Kalbsleber, 85 Gramm Sojabohnen, 150 Gramm Walnüssen, 150 Gramm Hülsenfrüchten, 4 Eiern, 250 Gramm Haferflocken, 500 Gramm Äpfeln, 700 Gramm Bohnen, 800 Gramm Bananen, oder 1000 Gramm Rindfleisch.

Biotin ist wasserlöslich, relativ stabil gegenüber der Einwirkung von Luft, Tageslicht und Wärme, jedoch empfindlich gegenüber UV-Licht. Die Verluste durch die Zubereitung von Speisen sind verhältnismäßig gering.

Eiweiß enthält neben Biotin auch das Glykoprotein Avidin. Dieses bindet Biotin sehr stark und kann daher bei häufigem Verzehr von rohen Eiern einen Mangel an Biotin bewirken.

Mangelerscheinungen

Mangelsituationen sind bei einer halbwegs normalen Ernährung kaum bekannt, zumindest dauert es lange, bis sie zutage treten. Biotin ist so gut wie in allen Geweben und Organen vorhanden. Hoch sind die Anteile in Leber, Nieren, Nebennieren, Herz, Bauchspeicheldrüse, Skelettmuskeln, Lunge und Gehirn.

So viel Biotin brauchen wir

Für den Bedarf an Biotin gibt es bisher nur Schätzungen. Nach den neuesten Richtlinien der Deutschen Gesellschaft für Ernährung brauchen Jugendliche ab 15 Jahren und Erwachsene 30 bis 60 Mikrogramm Biotin täglich. Die Aufnahme mit der Nahrung beträgt zwischen 30 und 150 Mikrogramm pro Tag, damit wäre der Bedarf in der Regel gedeckt. Schwangere und stillende Frauen sollten jedoch auf eine ausreichende Versorgung achten. Biotin gilt in der Anwendung als sicher. Es kann bei Bedarf bis zu 300 Mikrogramm täglich zur Vorbeugung und Ergänzung eingesetzt werden. Für therapeutische Anwendungen können auch höhere Dosen (bis zu 3000 Mikrogramm) gegeben werden. Biotin kann beispielsweise bei Diabetes, psychischen Störungen und einer Reihe von Hautproblemen die Behandlung unterstützen.

Ein Biotinmangel kann jedoch nach lang anhaltender, sehr einseitiger Ernährung auftreten, beispielsweise bei ständigem Fasten, durch häufige und einseitige Abmagerungskuren oder bei Alkoholismus.

Erst bei einem extremen Mangel zeigen sich körperliche Reaktionen. Dazu gehören: schuppende, gerötete Haut

Personen mit einem Mehrbedarf an Biotin

- schwangere und stillende Frauen;
- Sportler;
- ältere Menschen;
- Personen, die sich sehr einseitig ernähren, zum Beispiel bei Diäten mit rohen Eiern;
- Patienten, die Medikamente wie beispielsweise Antibiotika einnehmen oder unter chronischen Lebererkrankungen leiden;
- Raucher und Personen mit hohem Alkoholkonsum.

und andere Hautprobleme (vor allem an Mund und Nase) sowie brüchige, splitternde Fingernägel, Muskelschmerzen, Übelkeit, Taubheitsgefühle und Kribbeln in den Extremitäten, depressive Verstimmungen, vermehrte Ausscheidung bestimmter Säuren.

Bei Säuglingen kann sich durch eine vererbte Stoffwechselstörung die körperliche und geistige Entwicklung verzögern. Ursache ist ein Enzymdefekt, der die Verwertung von Biotin aus Lebensmitteln verhindert. Dieser Mangel muss lebenslang durch zusätzliche Biotingaben ausgeglichen werden.

Folsäure

Folsäure (Pteroglutaminsäure) ist in den vergangene Jahren in die Diskussion geraten, als Wissenschaftler einen Zusammenhang zwischen diesem wasserlöslichen B-Vitamin und so genannten Neuralohrdefekten bei Neugeborenen entdeckten. Schon in den 30er Jahren des letzten Jahrhunderts fand man heraus, dass bestimmte Mangelerscheinungen während einer Schwangerschaft durch die Gabe von Leber und Hefeextrakten geheilt werden konnten. Später fand man den Wirkstoff, der dies bewirkte, in Spinatblättern. Von »folium« (Blatt) erhielt dieses Vitamin auch seinen Namen.

Funktionen

Folsäure wird vor allem für gesunde Zellfunktionen benötigt, also für alle Prozesse der Zellteilung, -bildung und -differenzierung (welche Aufgabe die Zelle übernimmt); ebenso für die Bildung von roten und weißen Blutkörperchen sowie für den Aufbau von Schleimhautzellen. Des Weiteren ist Folsäure wichtig für den Stoffwechsel der DNA (unsere Erbsubstanz), zudem trägt zum Abbau der schwefelhaltigen Aminosäure Homocystein bei, die bei der Entstehung von Arteriosklerose eine Rolle spielt.

Der wichtigste Folsäurespeicher ist die Leber, größere Mengen befinden sich auch in den Zellen des Knochenmarks, im Magen-Darm-Trakt und in den Muskelgeweben.

Vorkommen

Folsäure ist in tierischen und pflanzlichen Lebensmitteln enthalten, allerdings gibt es Unterschiede in der Verwertbarkeit. Sie ist in tierischen Lebensmitteln als Monoglutamat und in pflanzlichen Lebensmitteln als Polyglutamat enthalten. Letzteres wird, obwohl weit häufiger vorhanden, schlechter vom Körper resorbiert, während Monoglutamate fast vollständig verwertet werden.

Folsäure ist besonders reichlich in Vollkornprodukten, in allen grünen Blattgemüsen und in Leber enthalten. Idealerweise stammt ein Viertel der täglich benötigten Menge des Vitamins aus Brot und Backwaren. Weniger wichtige Quellen sind hingegen Rindfleisch, Fisch und Obst.

Der Gehalt der Lebensmittel an Folsäure kann je nach Sorte, Klima und Reifegrad der Produkte stark variieren. Aus diesem Grund ist die Industrie dazu übergegangen, einigen Lebensmitteln Folsäure zuzusetzen, zum Beispiel Frühstücksmüslis.

Folsäure reagiert empfindlich auf Hitze und Licht und wird schnell beim Waschen und Kochen ausgespült. So kann der Verlust schnell bis zu 90 Prozent betragen.

Folsäure in Lebensmitteln

		(in Mikrogramm auf jeweils 100 Gramm)
Getreide	Weizenkeime	304
Fleisch	Rinderleber, gegart	242
	Schweineleber, gegart	88
Gemüse	Spargel, frisch	73
	Rosenkohl, frisch	72
	Wirsing	66
	Brokkoli	60
	Blattspinat	56
Obst	Orange	31
	Orangensaft	16
Eigelb		70

Küchentipps

Frische Gemüse und Salate sollte man nur kurz und möglichst im Gemüsefach des Kühlschranks lagern. Schonendes Dünsten schützt die Nährstoffe, das Kochwasser sollte möglichst verwendet werden.

Mangelerscheinungen

Erste Anzeichen für eine Unterversorgung können sein: Müdigkeit, erhöhte Reizbarkeit, zunehmende Vergesslichkeit, depressive Stimmungen, geringere Belastbarkeit und Veränderungen der Schleimhäute in Mund und Darm. Zu wenig Folsäure während der Schwangerschaft kann die Entwicklung des Kindes stören und zu Missbildungen wie einem Neuralrohrdefekt (»offener Rücken« genannt) führen. Frauen mit Kinderwunsch sollten daher täglich 400 Mikrogramm Folsäure zusätzlich zum Tagesbedarf einnehmen. Höhere Mengen sollten jedoch nur in Absprache mit dem Arzt eingenommen werden.

Folsäure als Schutz für das Herz

Der Anstieg von Homocystein gilt als Risikofaktor zur Entstehung von Arteriosklerose. Fehlen Folsäure, Vitamin B6 und B12, bilden sich erhöhte Mengen an Homocystein, die vermutlich die Zellen von Gefäßwänden und die Blutgerinnung stören und so zur Arteriosklerose beitragen. Inzwischen wurde nachgewiesen, dass ausreichende Mengen an Folsäure erhöhte Homocysteinspiegel sinken lassen.

Risiken einer Überdosierung

Von Einnahmen im Bereich bis zu 1,0 Milligramm Folsäure täglich sind keine Nebenwirkungen bekannt. In hohen Dosen (bis zu 15 Milligramm) kann Folsäure eventuell allergische Reaktionen oder einige Nebenwirkungen auslösen. Dazu gehören depressive Verstimmungen, Schlaflosigkeit, erhöhte Reizbarkeit oder allergische Reaktionen mit Juckreiz. Die Einnahme in hohen Dosen sollte deshalb nur unter ärztlicher Kontrolle erfolgen.

So viel Folsäure brauchen wir

Die Deutsche Gesellschaft für Ernährung geht von einem täglichen Bedarf von 400 Mikrogramm Folsäure für alle Altersgruppen ab 10 Jahren aus. Frauen in der Schwangerschaft und Stillzeit haben einen erheblichen Mehrbedarf, ihnen werden 600 Mikrogramm Folsäure täglich empfohlen.

Bei einer ausgewogenen Ernährungsweise mit viel frischem Gemüse und Vollkornprodukten wird der Bedarf auch durchaus gedeckt. In der Praxis werden die gewünschten Werte aber leider aus verschiedenen Gründen kaum erreicht. Eine Rolle spielt etwa die Versorgung mit Eisen. Je besser unser Körper mit diesem Spurenelement versorgt ist, umso besser kann er Folsäure verwerten. Im Allgemeinen ist die Versorgung mit Folsäure bei Vegetariern durch den häufigen Verzehr von rohem Gemüse besser.

Bei Kindern und Jugendlichen im Wachstum, besonders bei jungen Frauen, reichen die Folsäurespeicher oft nicht aus. Insbesondere Frauen im gebärfähigen Alter sollten auf eine ausreichende Versorgung achten.

Eine Unterversorgung kann außerdem durch die langfristige Einnahme einiger Medikamente (zum Beispiel die Antibabypille), durch Alkoholkonsum und Rauchen entstehen.

Cholin

Dieses B-Vitamin macht vor allem im Zusammenhang mit der Alzheimerkrankheit von sich reden, denn ein niedriger Cholinspiegel kann schleichend zu einem Absterben von Gehirnzellen und damit zu erhöhter Vergesslichkeit bis hin zum Zerfall der Persönlichkeit führen. Auch wer einen zu hohen Cholesterinspiegel hat, dem fehlt häufig Cholin. Die fettähnliche Substanz, die für unser geistiges Wohlbefinden so wichtig ist, findet sich in fast allen Körperzellen.

Eine geringe Menge an Cholin kann zwar in der Leber hergestellt werden, aber damit erhält der Körper längst nicht genug von diesem Nervenvitamin. Wir müssen es also zusätzlich mit der Nahrung aufnehmen.

Weitere wichtige Funktionen

- Cholin unterstützt das Enzymsystem der Leber und trägt so zur Ausscheidung von giftigen Chemikalien und anderen toxischen Stoffen bei.
- Es ist notwendig für den Transport von Triglyzeriden und anderen Fetten aus der Leber in das Gewebe. Ein niedriger Cholinstatus ist gleichbedeutend mit der Anhäufung von Fett in den Leberzellen und mit einer gestörten Funktion dieses wichtigen Entgiftungsorgans.
- In den Nerven und im Gehirn wird Cholin zu Acetylcholin umgewandelt, einem der wichtigsten Botenstoffe, der unsere Emotionen und unser Verhalten steuert.

Vorkommen

Wichtige Quellen für Cholin sind Eigelb, Leber, Bierhefe und Weizenkeime. Die häufigste Form von Cholin in Lebensmitteln ist das Phosphatidyl-Cholin, das besser unter der Bezeichnung »Lezithin« bekannt ist. Cholin wird im gesamten Darm aufgenommen und gelangt dann selbstständig oder mit Hilfe von Trägerstoffen ins Blut und zur

Cholin in Lebensmitteln

	(in Milligramm)
Rindsleber (100 g)	520
1 Hühnerei	270
Erdnüsse (100 g)	95
Rindfleisch (100 g)	66
Blumenkohl (100 g)	42
Eisbergsalat (100 g)	31
Vollkornbrot (100 g)	13
Kartoffeln (100 g)	8

Leber. Dort wird es in Fetteiweißstoffe eingebaut und zu den Zellen transportiert. Wenn wir zu wenig Cholin zu uns nehmen, gerät die Leber schnell aus dem Gleichgewicht.

So viel Cholin brauchen wir

Die empfohlene tägliche Aufnahme von Cholin aus Nahrungsquellen liegt im Bereich von 500 bis 1000 Milligramm. Sehr hohe Dosen von Cholin können Übelkeit, Erbrechen, Schwindel und Depressionen verursachen.

Mangelerscheinungen

Die Folgen eines Cholinmangels können Leberschäden, gestörte Nierenfunktion, hoher Blutdruck, Lern- und Gedächtnisstörungen, sowie eine verminderte Produktion von roten Blutkörperchen sein.

Es gibt verschiedene Ursachen für einen Cholinmangel:

- zu wenige B-Vitamine: Eine niedrige Folsäure- oder Vitamin-B12-Zufuhr erhöht den Bedarf an Cholin beträchtlich.
- chronische Erkrankungen: Einige Krankheiten wie AIDS, entzündliche Darmerkrankungen oder Arthritis erhöhen das Risiko für einen Cholinmangel.
- Regelmäßiger Alkoholkonsum senkt den Cholinspiegel im Körper.
- Verdauungsstörungen: Menschen, die an einer Bauchspeicheldrüsen- oder anderen Fettverdauungsstörung leiden, nehmen Cholin schlecht auf und können deswegen Mangelerscheinungen entwickeln.
- Während der Schwangerschaft und Stillzeit ist der Bedarf generell erhöht.

Cholin plus Inositol = Lezithin

Neben Cholin ist Inositol einer der beiden Hauptbestandteile von Lezithin, das wiederum Teil sämtlicher Körperzellen ist. Zusammen spielen sie eine wichtige Rolle im Fettstoffwechsel. Cholin wird für die Struktur der Zellmembran, den Transport von fettlöslichen Substanzen und die Übertragung der Nervenimpulse benötigt. Inositol dagegen ist ein wichtiger Faktor zur Senkung des Cholesterinspiegels. Natürliches Lezithin ist reichlich in Erdnüssen, Sojabohnen, Erbsen, Linsen, Nüssen und Vollkornprodukten enthalten.

Fehlt die »Nervennahrung« im Körper, werden Signalübertragungen im Gehirn gestört, langfristig ist nachlassende Leistungsfähigkeit die Folge. Ältere Menschen können davon besonders stark betroffen sein, da bei ihnen die körpereigene Produktion des Lezithins zurückgeht.

Inositol reguliert die Balance von Kupfer und Zink in den Gehirnzellen. Zu hohe Kupferkonzentrationen können die Ursache von Nervosität und Aggressionen sein. Interessant ist, dass Inositol auch am Wachstum der Haare beteiligt ist und Augenlinsen und Tränenflüssigkeit eine hohe Konzentration dieses Vitamins aufweisen.

Warnzeichen für einen Inositinmangel können sein: Nervenschwäche, Schlafstörungen, Augenprobleme, Verstopfung, Ekzeme und Haarausfall.

Cholin als Nahrung fürs Gehirn

Neue Studien geben den Menschen Hoffnung, die an Konzentrationsmangel und Gedächtnisschwäche leiden: Nährstoffreiche Kost mit viel Cholin und anderen Biostoffen kann – am besten zusammen mit Gedächtnisübungen – zerstörte Vernetzungen im Gehirn wieder aufbauen.

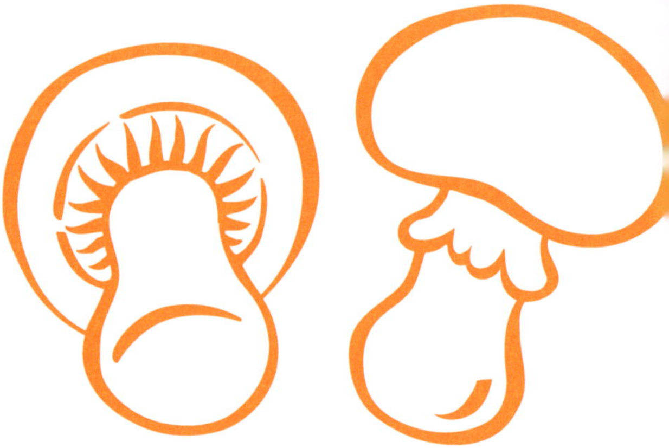
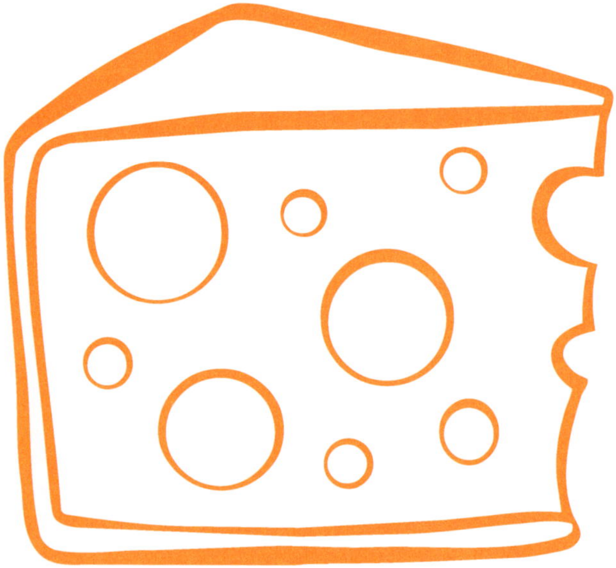

Lexikon der Mineralstoffe und Spurenelemente

Dass wir ausreichend Vitamine für Gesundheit und Wohlbefinden benötigen, ist inzwischen allgemein bekannt. Im Vergleich dazu führen Mineralien und Spurenelemente eher ein Schattendasein. Dabei sind sie genauso wichtig für den Organismus – ein Mangel kann schnell für gesundheitliche Probleme sorgen.

Wo das Leben entstand

Um die Bedeutung dieser Substanzen zu verstehen, die für unser Wohlbefinden unerlässlich sind, müssen wir zurückgehen bis an den Anfang des Lebens auf der Erde, das im mineralstoffreichen Meerwasser begann. Im Verlauf der Evolution wurden die vielfältigen Eigenschaften der im Wasser vorhandenen Mineralstoffe und Spurenelemente für die sich allmählich entwickelnden organischen Strukturen benutzt und den unterschiedlichen Funktionen angepasst. Auch nach dem Verlassen des Meerwassers und der Verbreitung auf dem Land waren alle Organismen weiterhin auf die kontinuierliche Aufnahme von Mineralien aus der Umwelt angewiesen. Ein Leben auf der Erde – und somit auch das des Menschen – ist ohne Mineralstoffe und Spurenelemente unmöglich.

Ohne Mineralien geht nichts

In enger Partnerschaft mit den Vitaminen sorgen Mineralstoffe und Spurenelemente für die Aufrechterhaltung der lebensnotwendigen Funktionen im Organismus – sie sind die Baustoffe und Impulsgeber, ohne die in unserem Körper nichts geht. Während der Körper einige Vitamine wenigstens teilweise noch selbst herstellen kann, ist er bei der Zufuhr mit Mineralstoffen ganz alleine auf die Nahrung angewiesen.

Forschung steckt noch in den Kinderschuhen

Die Wissenschaft beschäftigt sich erst seit relativ kurzer Zeit intensiv mit der Erforschung insbesondere der Spurenelemente, sodass die exakten Zusammenhänge und die Bedeutung für die menschliche Gesundheit noch nicht in allen Details erkannt sind. Grundsätzlich kann aber festgehalten werden, dass Mineralsalze wasserlösliche, anorganische Substanzen sind, die auch in der unbelebten Materie unserer Umwelt vorkommen, also zum Beispiel im Gestein. In gelöster Form, als positiv oder negativ geladene Ionen, werden sie auch Elektrolyte genannt.

Mengen- und Spurenelemente

In unserem Körper befinden sich insgesamt 46 Mineralstoffe und nach heutigen Erkenntnisstand kommen noch mindestens weitere 14 Spurenelemente hinzu. Letztere werden so bezeichnet, weil sie in äußerst geringen Mengen (deutlich unter 100 Milligramm) benötigt werden. Mengenelemente wie Kalium, Kalzium, Phosphor und Magnesium erfüllen hauptsächlich strukturgebende Aufgaben; sie sind der Rohstoff für den Bau unserer Knochen und Zähne. Natrium, Chlor und Magnesium bilden als so genannte Elektrolyte das Netz, das für die Übertragung von Nervensignalen oder Muskelkontraktionen wichtig ist.

Spurenelemente wie Chrom, Eisen, Zink, Jod, Selen und Mangan erfüllen wie auch die Mineralien Aufgaben im Stoffwechsel. Sie sind häufig Bestandteil von Enzymen und Enzymsystemen, die jeweils ganz spezifische Steuer- und Regelungsfunktionen im Körper ausführen, zum Beispiel für die Hormone.

Ultraspurenelemente

Des Weiteren gibt es die so genannten Ultraspurenelemente. Dazu gehören etwa Arsen, Bor, Kobalt und Silizium. Die Erforschung dieser Stoffe und ihre Bedeutung für den Menschen steht allerdings erst am Anfang. Tatsache ist jedoch, dass wir sie in geringsten Mengen mit der Nahrung aufnehmen und im Körper verarbeiten.

DIE MINERALSTOFFE

Kalium

Nach Kalzium, Phosphor und Schwefel ist Kalium das am häufigsten vorkommende Element im menschlichen Organismus: Der Körper eines erwachsenen Mannes enthält rund 150 Gramm Kalium, bei einer Frau sind es etwa 100 Gramm. Das Mineral befindet sich fast ausschließlich im Inneren der Zellen, wo es zusammen mit Phosphat und

Proteinen für den so genannten osmotischen Druck (wichtig für den Austausch von Stoffen zwischen Zellen und ihrer Umgebung) sorgt. Als Gegenspieler von Natrium ist Kalium an der Regulierung des Wasser-Elektrolyt-Haushalts beteiligt. Auch für das Gleichgewicht von Säuren und Basen spielt es eine wichtige Rolle. Weiterhin wird es zur Aufrechterhaltung der Herz- und Kreislauffunktionen, beim Zusammenspiel von Nervenreizen und Muskelkontraktionen, für die Nierentätigkeit und die Aktivierung zahlreicher Enzyme benötigt.

Vorkommen

Kalium ist in zahlreichen Lebensmitteln enthalten. Es kommt reichlich in Obst und Gemüsen (zum Beispiel Spinat, Mangold, Feldsalat), Vollkornbrot, Fleisch und Fisch vor. Bei der Verarbeitung von Lebensmitteln, beispielsweise durch Waschen und Kochen, gehen jedoch größere Mengen verloren.

Kalium in Lebensmitteln

	(in Milligramm auf jeweils 100 Gramm)
Pfifferlinge	5370
Banane, als Trockenobst	1477
Banane, frisch	375
Bohnen, weiß	1310
Petersilie	1000
Edamer Käse	657
Spinat	635
Weizen- und Roggenvollkorn	500
Kartoffeln	440
Obstsaft (0,3 l)	300 – 525

Mangelerscheinungen

Ein Kaliummangel kann eine Reihe von Störungen im Körper bewirken, die zunächst relativ unspezifisch sind: beispielsweise Muskelschwäche, Müdigkeit, Kopfschmerzen,

Schwindel, Übelkeit, Krämpfe und schwankende Stimmungen. Bei einer Unterversorgung sinkt zudem der Blutzuckerspiegel mit der Folge einer Unterzuckerung.

Ferner können Nierenfunktionsstörungen, Herz- und Kreislaufprobleme (häufig findet man hierbei charakteristische EKG-Veränderungen) sowie Darmträgheit infolge einer herabgesetzten Muskeltätigkeit die Folge eines Kaliummangels sein. Fehlt dem Körper Kalium, dann reagiert er mit Abgeschlagenheit, Muskelschwäche, Verstopfung, deutlich verzögerter Darmentleerung, niedrigem Blutdruck und Herzrhythmusstörungen (die im schlimmsten Fall sogar tödlich enden können).

Die Gefahr, dass die Zellen unzureichend mit Kalium versorgt werden, besteht besonders in Zeiten starker oder lang anhaltender Durchfälle, bei entzündlichen Darmerkrankungen, chronischem Nierenversagen oder nach strengen Diäten zur Gewichtsreduktion sowie bei chronischem Gebrauch von wassertreibenden Medikamenten (so genannten Diuretika).

Auch hohes Alter, Austrocknung durch zu geringe Flüssigkeitszufuhr, starkes Schwitzen und starke körperliche Anstrengung können einen Mangel an Kalium herbeiführen. Menschen, die unter bestimmten Herz-Kreislauf-Erkrankungen wie Bluthochdruck leiden, benötigen etwas mehr als das Doppelte der täglichen Normalmenge und sollten deshalb ihre Ernährungsgewohnheiten mit dem behandelnden Arzt absprechen.

Die richtige Balance

Bei älteren Menschen geraten die Elektrolyte Natrium und Kalium leichter aus dem Gleichgewicht. Dazu können beispielsweise fehlendes Durstgefühl, eine eingeschränkte Nierenfunktion und bestimmte entwässernde Medikamente beitragen. Manche Senioren sind regelrecht »ausgetrocknet«. Sowohl zu viel als auch zu wenig Kalium können (schwere) Herzrhythmusstörungen auslösen. Bei einer übermäßigen Kaliumzufuhr kann es darüber hinaus zu Schwä-

So viel Kalium brauchen wir

Genaue Angaben für den Kaliumbedarf gibt es nicht. Für Jugendliche ab 16 Jahren und für Erwachsene wird der Mindestbedarf jedoch auf zwei bis vier Gramm täglich geschätzt. Ein Kaliummangel kommt bei normaler Ernährung nur selten vor – im Durchschnitt nimmt eine erwachsene Person täglich etwa zwei bis drei Gramm Kalium zu sich und deckt damit den nötigen Bedarf. Liegen allerdings schwerwiegende Erkrankungen wie Bluthochdruck oder Herzkrankheiten vor, muss die Kaliumzufuhr bei etwa vier bis fünf Gramm täglich angesetzt werden. Der durchschnittliche Tagesbedarf kann zum Beispiel schon mit 100 Gramm Kartoffeln gedeckt werden.

Ein erhöhter Bedarf kann vorliegen:

- bei sehr einseitiger Ernährung,
- bei zu hohem Salzkonsum,
- bei zu hohem Alkoholkonsum,
- bei Magnesiummangel,
- bei Stress,
- nach Verletzungen,
- bei Erbrechen und Durchfällen,
- bei Missbrauch von Abführmitteln,
- bei Einnahme diverser Medikamente (zum Beispiel zur Entwässerung),
- bei Darm-, Leber- oder Nierenkrankheiten,
- bei Senioren.

chegefühlen, Gefühllosigkeit in Händen und Füßen, Übelkeit, Angstzuständen, Blutdruckabfall und Verwirrtheit kommen.

Die Gabe von Kaliumpräparaten und ihre Dosierung sollten deshalb von einem Therapeuten festgelegt werden. Kalium und Magnesium wirken teilweise ähnlich. Sie werden daher oft bei den gleichen Krankheiten eingesetzt, etwa bei Herzrhythmusstörungen.

Kalzium

Schon im alten China wurde Kalzium zur Blutstillung eingesetzt, auch dem berühmten Arzt Paracelsus waren heilende Wirkungen des Minerals bekannt. Als lebenswichtiger Baustoff im menschlichen Organismus wurde das Kalzium erst Ende des 19. Jahrhunderts erkannt.

Im Körper ist Kalzium der Mineralstoff mit dem höchsten Anteil, etwa ein Kilogramm bei Männern und etwa 800 Gramm bei Frauen. Kalzium ist zu 99 Prozent zusammen mit Phosphat und Magnesium in Knochen und Zähnen gespeichert, nur etwa ein Prozent kommt im Blutplasma und in Weichgeweben vor, aber auch dort hat es wichtige Aufgaben zu erfüllen.

Funktionen

Kalzium ist ein unentbehrlicher Baustein für das menschliche Skelett, vor allem während des Wachstums. Um späteren Schäden vorzubeugen, ist deshalb in Kindheit und Pubertät eine ausreichende Zufuhr von Kalzium enorm wichtig. Die höchste Knochendichte erreicht der Mensch im Alter zwischen 25 und 30 Jahren – ab dann beginnt ein ganz allmählicher Abbau. Starke Knochen in der Jugend gelten deshalb zu Recht als die beste Garantie, einer späteren Osteoporose vorzubeugen.

Kalzium ist aber auch in Nerven und Muskeln an der Entstehung von Reizen beteiligt, es trägt zur Muskelkontraktion (zum Beispiel des Herzens) und zur Blutgerinnung bei. Schließlich ist Kalzium ein Botenstoff im Zellstoffwechsel, denn es beteiligt sich an der Zellentwicklung, stabilisiert die Zellwände, aktiviert Zellen zur Ausschüttung von Hormonen und anderen Stoffen und spielt eine Rolle bei der Produktion verschiedener Enzyme.

Versorgungslage

In Deutschland beträgt die Kalziumzufuhr zwischen 0,3 und 1,5 Gramm pro Tag. Im Durchschnitt werden allerdings nur 0,7 Gramm aufgenommen, und viele Menschen

Kalzium in Lebensmitteln

	(in Milligramm auf jeweils 100 Gramm)
Schnittkäse 45 % Fett i. Tr.	835
Schmelzkäse 45 % Fett i.Tr.	547
Camembert 45 % Fett i. Tr.	382
Ölsardinen	330
Mandeln	252
Haselnüsse	226
Grünkohl	212
Joghurt (Vollmilch)	150
Spinat	126
Milch 3,5% Fett	120

kommen gerade mal auf das Minimum von 0,5 Gramm pro Tag. Dabei würde für eine ausreichende Versorgung schon ein halber Liter Milch mit immerhin 600 Milligramm Kalzium genügen. Aber leider mögen viele Menschen keine Milch oder es besteht eine Unverträglichkeit. Kritisch wird es bei einem zusätzlichen Verzicht auf Käse und andere Milchprodukte.

Erwachsene nehmen aus gemischter Kost rund 20 bis 40 Prozent des verfügbaren Kalziums auf, Säuglinge bis zu 75 Prozent – Vitamin D (durch viel Sonnenlicht!) und Eiweißstoffe fördern die Aufnahme. Andererseits gibt es auch hemmende Faktoren wie etwa Oxalsäure (zum Beispiel in Rhabarber und Spinat). Ein Ausgleich ist hier durch stärkeren Verzehr von Vollkornprodukten möglich: Bestimmte im Vollkorn enthaltene Enzyme sorgen für eine bessere Verwertung des Kalziums. Auch eine gestörter Abbau von Gallensaft kann die Ursache einer unzureichenden Kalziumaufnahme sein.

Einen Kalziummangel zu bestimmen, ist oft schwierig, denn der Körper passt sich dem niedrigen Angebot an. Die Folgen sind so leider häufig erst langfristig spürbar, beispielsweise wenn sich im höheren Alter eine Osteoporose entwickelt.

So viel Kalzium brauchen wir

Die Deutsche Gesellschaft für Ernährung (DGE) empfiehlt für Kinder von bis zu einem Jahr 400 Milligramm Kalzium täglich, der Bedarf steigt mit zunehmendem Alter auf 1200 Milligramm Kalzium bei Jugendlichen von 13 bis 19 Jahren. Für Erwachsene gilt eine Zufuhrempfehlung von 1000 Milligramm täglich. Diese Werte halten mittlerweile viele Ärzte für zu gering. Amerikanische Mediziner gehen von einem Bedarf von 1500 Milligramm Kalzium für Kinder und junge Erwachsene aus, Erwachsenen werden dort 1000 bis 1300 Milligramm empfohlen, Älteren ab 65 Jahren 1400 Milligramm. Diese erhöhten Empfehlungen basieren auf der Erkenntnis, dass Kalzium auch noch nach dem Wachstum die Knochendichte stärken kann, weil es in den Knochen deponiert und bei späterem Bedarf freigesetzt werden kann.

Mangelerscheinungen

Die größte Gefahr bei einem Kalziummangel ist heute die Osteoporose, bei der die Knochen entkalkt (»erweicht«) werden. Das führt vor allem bei Frauen über 55 Jahren, zunehmend aber auch bei Männern im höheren Alter, zu Knochenbrüchen. Der Abbau von Östrogenen in der Menopause verstärkt den Knochenabbau bei Frauen, nur durch künstlich verabreichtes Östrogen und spezielle Medikamente kann dieser Prozess verlangsamt werden. Männer sind nicht so stark betroffen, weil bei ihnen der Knochenabbau im fortgeschrittenen Alter langsamer verläuft.

Bei einem leichten Mangel leiden die Betroffenen häufig unter Müdigkeit und Muskelkrämpfen. Das kann zum Beispiel bei Ausdauersportlern der Fall sein, denn über den Schweiß geht bei sportlicher Anstrengung viel Kalzium verloren, das durch entsprechende Nahrungszufuhr schnell wieder ersetzt werden sollte. Zu wenig Kalzium kann außerdem zu erhöhter Blutungsneigung führen, ein schwerer Mangel schließlich sogar zu Herzrhythmusstörungen und Rachitis. Diese Krankheit, die früher weit verbreitet war, ist in erster Linie eine Mangelkrankheit an Vitamin D. Wird davon zu wenig produziert, etwa durch das Fehlen von Sonnenlicht, wird dadurch auch zu wenig Kalzium aufgenommen und in den Knochen eingelagert.

Risikogruppen bei Kalziummangel

Ein Mehrbedarf an Kalzium besteht, wenn einer oder mehrere der folgenden Faktoren zutreffen:

- einseitige Ernährung, vor allem bei Verzicht auf Käse, Milch und andere Milchprodukte (Veganer);
- Sportler, vor allem Ausdauersportler;
- Neigung zu Nierensteinen;
- Störungen der Gallenfunktion;
- Vorliegen von Risikofaktoren für Osteoporose (zum Beispiel durch kalziumarme Ernährung, Bewegungsmangel, starkes Rauchen).

Richtig dosierte Vorbeugung

Kalzium kann gut zur Knochenstärkung sowie zur Vorbeugung gegen Karies, Osteoporose und Nierensteinen eingesetzt werden. Möglicherweise sind täglich etwa 200 bis 600 Milligramm Kalzium zusätzlich nötig, um die empfohlenen Bedarfswerte zu erreichen. Besteht bereits eine Osteoporose, sollten unter ärztlicher Aufsicht neben genügend Kalzium auch andere, für den gesunden Knochenaufbau wichtige Vitamine, Mineralstoffe und Spurenelemente in ausreichender Menge zugeführt werden. Dazu gehören die Vitamine A, C, D und K, außerdem Magnesium, Kupfer, Mangan, Zink und Bor.

Magnesium

Bei einem Gewicht von 70 Kilogramm enthält der menschliche Körper etwa 21 bis 28 Gramm Magnesium, das damit neben Kalium in den Zellen der zweithäufigste Mineralstoff ist. Magnesium ist in der Medizin schon lange bekannt und wird zum Beispiel als Bittersalz (Magnesium sulfuricum) als Abführmittel und zur Krampflinderung eingesetzt.

Das meiste Magnesium ist im Skelett gespeichert (etwa 60 Prozent); bei Bedarf kann es schnell frei gesetzt werden. Der Rest befindet sich in den Herz- und Skelettmuskeln, nur etwa ein Prozent enthalten die Leber und die Körperflüssigkeiten wie das Blut.

Funktionen

Magnesium ist wichtig für gesunde Knochen und Zähne, es ist an zahlreichen Enzymreaktionen beteiligt und spielt eine wichtige Rolle im Stoffwechsel von Kohlenhydraten, Eiweißen und Fetten sowie bei der Zellteilung. Eine Schlüsselrolle spielt es für das reibungslose Funktionieren von Herz und Kreislauf und bei der Zusammenarbeit von Muskel- und Nervenzellen. Auch das Nervensystem profitiert von Magnesium: Es dämpft die Erregbarkeit der Nerven und Muskeln.

Sportler wissen, wie unangenehm es ist, unter Muskelkrämpfen zu leiden. Als Ursache kommt unter anderem auch ein Magnesiummangel infrage, denn die Muskelzellen sind auf dieses Mineral angewiesen. Ist nicht ausreichend Magnesium vorhanden, können sie nicht reibungslos arbeiten und auch die Nerven sind nicht in der Lage, Signale an die Muskeln weiterzuleiten. Magnesium verhindert, dass die Muskeln zu schnell erregt werden und sich unkontrolliert zusammenziehen.

Vorkommen

Gute Magnesiumquellen sind Mineralwässer, Fleisch, Vollkorngetreide, Nüsse, Mandeln, Bananen und Kartoffeln. Außerdem ist Magnesium in Hülsenfrüchten, Fisch, Dörrobst und Käse enthalten.

Unsere Böden sind durch starke Düngung leider arm an Magnesium, weshalb in unserem Obst und Gemüse

Magnesium in Lebensmitteln

	(in Milligramm auf jeweils 100 Gramm)
Weizenkleie	550
Sonnenblumenkerne	420
Kakao	415
Weizenkeime	308
Sojamehl	235
Reis, unpoliert	201
Tee	184
Mandeln	170
Erdnüsse	150
Haselnüsse	150
Erbsen	120
weiße Bohnen	133
Mischbrot	121
Bananen	35

nur relativ wenig davon enthalten ist. Beim Kochen kann Magnesium in Lebensmitteln teilweise verloren gehen.

Mangelerscheinungen

Herzkrankheiten, Bluthochdruck, Durchblutungsstörungen, Arteriosklerose, Muskel- und Leistungsschwäche, Nervosität und Depressionen liegt häufig ein Mangel an Magnesium zugrunde. Die Symptome einer Unterversorgung oder eines Mangels können sich im ganzen Körper bemerkbar machen: Es kann zu heftigen Kopfschmerzen, sinkender Stresstoleranz und Belastungsfähigkeit oder vermehrter Müdigkeit kommen.

Typisch sind auch Zuckungen an Mund oder Augenlidern. Es können Brust- und Herzschmerzen, Herzrhythmusstörungen sowie Bauch- und Muskelkrämpfe auftreten. Bei Kindern sind Bauchbeschwerden bekannt. Bei Frauen mit Beschwerden während der Menstruation sind ebenfalls Bauchkrämpfe typisch, die sich eventuell durch Magnesiumgaben verbessern lassen.

So viel Magnesium brauchen wir

Der Tagesbedarf an Magnesium wird von der Deutschen Gesellschaft für Ernährung für Frauen von 300 Milligramm (ab 25 Jahren) bis zu 350 Milligramm (15 bis 19 Jahre) angeben. Männer sollten 350 Milligramm (ab 25 Jahren) bis 400 Milligramm (15 bis 25 Jahre) aufnehmen. Schwangeren und stillenden Frauen werden 310 sowie 390 Milligramm empfohlen. Während der Schwangerschaft sinkt der Magnesiumspiegel, gleichzeitig ist die Ausscheidung erhöht – entsprechend höher ist der Bedarf, sowohl für die werdende Mutter als auch für das Ungeborene.

Generell geht man davon aus, dass bei gesunden Menschen und bei normaler Kost die Zufuhr von Magnesium mit durchschnittlich etwa 300 bis 400 Milligramm pro Tag gedeckt ist. Treten kurzfristig Defizite auf, werden sie normalerweise aus den Magnesiumspeichern im Skelett ausgeglichen. Eine Unterversorgung liegt vor, wenn täglich weniger als 200 Milligramm zugeführt werden, was besonders bei älteren und kranken Menschen der Fall sein kann. Da der Magnesiumspiegel selten gemessen wird, bleibt eine Unterversorgung oft unbemerkt.

Zur Vorbeugung und Therapie

Hilfreich kann Magnesium bei körperlichen und psychischen Belastungen sowie bei Stress sein. Im Rahmen von Herzerkrankungen gehört heute die Zufuhr von Magnesium zu den üblichen Behandlungen, das Gleiche gilt für Bluthochdruck. Auch bei der Behandlung von Depressionen und anderen Nervenleiden wird oft Magnesium eingesetzt. Eine längere Einnahme sollte jedoch unbedingt nur unter ärztlicher Aufsicht erfolgen.

Gaben von Magnesium gelten in Dosierungen bis zu 700 Milligramm täglich als sicher. Bei einer gesunden Nierenfunktion entstehen keine Überdosierungen, denn überschüssige Mengen an Magnesium werden mit dem Urin ausgeschieden. Gelegentlich kommt es zu Durchfällen, die jedoch bei Verringerung der Dosis wieder verschwinden.

Risikogruppen

Diese Personen haben einen Mehrbedarf an Magnesium:

- Schwangere;
- Leistungssportler und Menschen, die körperlich schwer arbeiten;
- Menschen, die unter Stress stehen;
- Personen mit Bluthochdruck, Herzkrankheiten, Diabetes mellitus (Zuckerkrankheit), Magen-Darm-Erkrankungen, Migräne;
- Menschen während einer Diät.

Natrium

Wir kennen Natrium heute in der Regel in Form von Natriumchlorid, also Kochsalz – womit wir unsere Speisen würzen. Kochsalz, das zu rund 40 Prozent Natrium enthält, war einst ein wertvoller Rohstoff und wurde zeitweise als Tauschmittel oder sogar als Währung eingesetzt. Unsere Vorfahren schätzten Kochsalz aber nicht nur als Würzmittel – vor der Erfindung von Kühlschrank und Gefriertruhe wurden mit seiner Hilfe viele Lebensmittel haltbar gemacht.

Funktionen

Für Menschen ist Natrium ein wichtiges Bioelement: Es reguliert zusammen mit Kalium, Chlorid und Kalzium den gesamten Wasserhaushalt sowie den osmotischen Druck in den Zellen, also den inneren Flüssigkeitsausgleich. Natrium und Chlorid halten das Wasser im Gewebe zurück, während Kalium die Wasserausscheidung fördert.

Außerdem ist Natrium an der Zusammensetzung der Blutflüssigkeit beteiligt und trägt sehr zum Gleichgewicht des Säure-Basen-Haushalts bei, indem es Säuren bindet.

Schließlich wirkt Natrium am Transport von Nervenreizen und Nährstoffen mit, insbesondere von Glukose und Aminosäuren. Der Natriumhaushalt wird durch die Nieren und Hormone geregelt – Überschüsse werden normalerweise ausgeschieden.

Vorkommen

Fast alle pflanzlichen und tierischen Lebensmittel enthalten natürliches Natrium. Vor allem in den zahlreichen Mineralwässern finden sich Mineralsalze, die lebenswichtig sind. Einige davon, wie Kalium-, Kalzium- und Magnesiumsalze, haben blutdrucksenkende Wirkungen. Der natürliche Gehalt an Mineralsalzen in Lebensmitteln spielt aber für die tägliche Salzzufuhr eine eher geringe Rolle.

Natrium nehmen wir heute aus anderen Quellen ausgesprochen reichlich zu uns, denn es ist als Kochsalz in vie-

Natrium und Kochsalz in Lebensmitteln

(in Milligramm auf jeweils 100 Gramm)	Kochsalz	Natrium
Salzhering	15100	5930
Seelachs in Öl	7300	2900
Matjeshering	6300	2250
Kaviar	2700	2120
Bündner Fleisch	5300	2100
Fleischwurst	2000	820
Salzstangen	4500	1790
Tomatenketchup	3300	1300
Cervelatwurst	3200	1260
Briekäse (50% Fett i. Tr.)	2900	1170
Bratwurst	1300	520
Leberwurst	2000	790
Salami	3200	1190
Graubrot	1000	400
Brötchen	1200	485
Gulaschsuppe (Konserve)	1000	390

len Lebensmitteln enthalten. Die Industrie reichert Produkte damit an und den Rest besorgen wir mit dem Würzen unserer Speisen. Rund die Hälfte unserer täglichen Salzzufuhr stammt inzwischen aus Brot und Gebäck und etwa 30 Prozent aus Fleisch- und Wurstwaren.

Besonders stark kochsalzhaltig sind gepökelte und geräucherte Fleischwaren, gesalzener und geräucherter Fisch, viele Konserven und Fertiggerichte, Käse, Chips und gesalzene Nüsse. Natriumarm sind dagegen Obst und Gemüse, Hülsenfrüchte, Teigwaren, ungesalzene Nüsse und Pflanzenöle.

Zu viel Salz im Essen

Die tägliche Zufuhr von Salz mit der Nahrung ist in der Regel viel zu hoch – eine Folge kann ein zu hoher Blutdruck sein mit all seinen nachteiligen Wirkungen auf Herz und Kreislauf. Wir sollten höchstens sechs Gramm Salz mit der täglichen Nahrung zu uns nehmen – das entspricht ungefähr einem Teelöffel. Meist wird aber viel mehr verzehrt – bis zu 13 Gramm.

Vielfach fällt es den Verbrauchern beim Einkauf schwer, den Salzkonsum zu kontrollieren, denn oft handelt es sich um »versteckte« Salze in Wurst, Käse oder Fertigprodukten. Frische Lebensmittel enthalten dagegen relativ wenig Salz und verfügen über ein ausgeglichenes Verhältnis von Natrium und Kalium.

Mangelerscheinungen

Der Körper verliert größere Mengen Natrium bei einem längerem Aufenthalt im heißen Klima, das ihn ins Schwitzen bringt, oder durch große körperliche Anstrengungen, wie dies bei Sportlern häufig der Fall ist. Diese Verluste können durch Mineralwasser oder durch Salztabletten ausgeglichen werden. Sportler können auch zu speziellen isotonen Getränken greifen, die Mineralien und Glukose enthalten und vor Leistungsabfall und Erschöpfungszuständen schützen.

Andernfalls kann es bei einem sehr schweren Mangel zu Blutdruckabfall, Herzjagen, Apathie, Übelkeit, Erbrechen, Schwindelgefühlen und Bewusstseinsstörungen kommen. Ein Natriummangel kann aber ebenso krankheitsbedingt durch anhaltenden Durchfall oder harntreibende Medikamente ausgelöst werden.

Risiken durch Überdosierung

Ein weit größeres Problem ist eine zu hohe Natrium- oder Kochsalzzufuhr, denn dadurch wird Bluthochdruck begünstigt, der wiederum die Risiken für Herz-Kreislauf-Krankheiten erhöht. Allerdings spielt auch das Verhältnis von Kalium und Natrium eine Rolle, denn tatsächlich reagieren nicht alle Menschen gleich auf Speisesalz. Wer Probleme mit dem Blutdruck hat, sollte auf salzarme Kost achten. Dabei unterscheidet man eine streng natriumarme, eine natriumarme und eine mäßig natriumarme Kost. Sie enthält jeweils höchstens ein Gramm, drei Gramm oder fünf Gramm Speisesalz pro Tag. Außerdem werden in Apotheken und Reformhäusern spezielle Diät-Kochsalzpräparate angeboten, die besser verträglich sind. Essen muss im Übrigen nicht immer »salzig« schmecken. Wer einmal gelernt hat, durch andere Gewürze und Kräuter für pikanten Geschmack zu sorgen, dem erschließt sich schnell eine neue Esskultur.

Aufpassen beim Mineralwasser

Beim Kauf von Mineralwasser sollten Sie unbedingt auf die Mengenangaben von Natrium und Nitrat auf dem Etikett achten. Auch durch die Wahl des richtigen Getränkes kann die Natriumaufnahme gesenkt werden. Während das eine beispielsweise über 100 Milligramm Natrium pro Liter enthält, hat ein anderes nur drei Milligramm. Es gibt auch Sorten, die speziell für eine natriumarme Ernährung geeignet sind. Dies ist meist extra auf dem Etikett vermerkt.

Chlorid

Chlorid kommt im Körper und in Lebensmitteln immer zusammen mit Natrium oder Kalium vor und reguliert wie diese den Flüssigkeitshaushalt im Körper. Chlorid befindet sich hauptsächlich in Flüssigkeiten außerhalb der Körperzellen, zum Beispiel in der Blutflüssigkeit, nicht aber in den Blutzellen. Es ist ebenfalls wichtig für das Säuren-Basen-Gleichgewicht. Im Magen bildet Chlorid zusammen mit Wasserstoff die Magensäure (Salzsäure). Es wird hauptsächlich in Form von Speisesalz aufgenommen.

So viel Chlorid brauchen wir

Die DGE schätzt den Bedarf an Chlorid für Erwachsene auf 830 Milligramm pro Tag – das entspricht dem Natriumbedarf. Bei starkem Schwitzen steigen Natrium- und Chloridbedarf proportional an. Chloridmangel kommt sehr selten vor, höchstens durch anhaltendes Erbrechen. Chloridmangel führt zu Störungen im Säuren-Basen-Haushalt des Körpers, die mit flacher Atmung, Muskelkrämpfen und Herzstörungen verbunden sein können.
Durch die hohe Salzzufuhr liegt die Menge an aufgenommenem Chlorid bei den meisten Menschen in Industrieländern weit über dem Bedarf.

Phosphor

Schon 1669 wurde Phosphor als »leuchtende Masse« entdeckt und unter anderem dazu genutzt, Streichhölzer herzustellen. Das allerdings war nicht ganz ungefährlich, denn durch den Kontakt mit großen Phosphormengen erlitten die Arbeiter häufig Vergiftungen. Gegen Ende des 18. Jahrhunderts fand man dann Phosphor in menschlichen Knochen, wo es wie das Kalzium ein lebenswichtiger Bestandteil und nach diesem der häufigste Mineralstoff im Organismus ist. Im Körper eines Erwachsenen findet man im Durchschnitt 600 bis 700 Gramm Phosphor – rund 85

Prozent davon werden für den Aufbau von Knochen und Zähnen genutzt. Der Rest befindet sich in der Muskulatur, im Gehirn, in der Leber sowie in den übrigen Organen und im Blut.

Funktionen

Phosphor kommt im Körper vorwiegend in Form von Verbindungen vor, den Phosphaten. Diese sind nahezu an allen Lebensvorgängen beteiligt, beispielsweise am Stoffwechsel von Kohlenhydraten, Fetten und Eiweißen. Neben den Funktionen im Knochenauf- und -abbau wird Phosphat besonders für den Energiestoffwechsel in den Zellen benötigt, etwa für den Bau von Zellwänden.

Phosphate sind als so genannte Nukleinsäuren Bestandteile der DNS und RNS (Desoxyribonukleinsäure und Ribonukleinsäure, die Bausteine unserer Erbinformationen), außerdem sind sie Teile von Enzymen. Phosphate bilden zusammen mit Kalzium das Hydroxalapatit, ein wichtiger Bestandteil von Knochen und Zähnen. Auch im Säure-Basen-Haushalt spielt Phosphat eine Rolle.

Vorkommen

Phosphor kommt in zahlreichen Lebensmitteln in größeren Mengen vor, so in Getreide, Fleisch, Fisch, Milch, Käse,

Phosphor in Lebensmitteln

	(in Milligramm auf jeweils 100 Gramm)
Weizenkeime	1100
Schmelzkäse (45% Fett)	944
Emmentaler Käse	860
Kakaopulver	740
Ölsardinen	434
weiße Bohnen	429
Linsen	412
Knäckebrot	400
Erbsen	300

Eier und Hülsenfrüchten. Relativ wenig Phosphor liefern dagegen Obst und frische Gemüse. Manchen Lebensmitteln werden Phosphate als Stabilisatoren und Verdickungsmittel zugesetzt. Verwendung finden Phosphate außerdem als Schmelzsalze (»Weichmacher«) im Käse, als Backtriebmittel, als Säuerungsmittel in Getränken oder bei der Brühwurst- und Kondensmilchherstellung.

Die größten Mengen an Phosphor werden mit Fleisch und Fleischwaren sowie Brot und Käse aufgenommen. Eine spezielle phosphorarme Diät, zum Beispiel zur Behandlung von Hyperaktivität bei Kindern, enthält meist auch wenig Kalzium und Eiweiß. Die Wirkung derartiger Therapien ist allerdings bislang umstritten.

So viel Phosphor brauchen wir

Der Tagesbedarf an Phosphor wird bei Erwachsenen auf 700 Milligramm täglich geschätzt, bei schwangeren und stillenden Frauen auf 800 Milligramm. Für Kinder ab einem Jahr gibt die DGE Werte von 500 bis zu 1250 Milligramm (10 bis 15 Jahre) an. Der Bedarf hängt aber individuell zum Beispiel auch davon ab, wie es mit der Versorgung von Kalzium und Vitamin D bestellt ist.

Der Phosphorbedarf gilt im Allgemeinen als gedeckt, da unsere Nahrung genügend von diesem Mineral enthält – außerdem kann es notfalls aus den Knochen frei gesetzt werden. Grundsätzlich ist der Bedarf an Kalzium gebunden. Unsere übliche Ernährung liefert jedoch in der Regel mehr Phosphor als Kalzium. Ernährungsfachleute empfehlen daher, die Aufnahme von Phosphor zu Gunsten von Kalzium zu senken, also zum Beispiel mehr Milch und Milchprodukte zu essen.

Mangelerscheinungen

Ein Phosphormangel ist in den Industrieländern nicht bekannt, da die Versorgung mit Phosphor über die Nahrung in aller Regel gesichert ist. Nur bei chronischem Alkoholismus, schwerer Mangelernährung oder bei unzureichender künstlicher Ernährung kann ein Phosphatmangel entstehen, der sich deutlich in einer allgemeinen körperlichen Schwäche äußert.

Auch Unverträglichkeiten infolge zu hoher Phosphoraufnahme mit der Nahrung sind nicht bekannt. Dies gilt auch dann, wenn man viele Lebensmittel verzehrt, denen Phosphate zugesetzt wurden. Eine Gefahr besteht allenfalls bei stark eingeschränkter Nierenfunktion. Dann kann es zu einer Verkalkung der Nieren kommen.

Schwefel

Schwefel stinkt – das weiß jeder, der schon einmal ein faules Ei erwischt hat, denn die im Eiweiß enthaltenen Aminosäuren sind schwefelhaltig. Schwefel (chemisch nach dem Lateinischen Sulphur oder Sulfur benannt) ist ein chemisches Element, das in reiner Form relativ selten vorkommt, allerdings in großen Mengen bei Vulkanausbrüchen freigesetzt wird. Schwefelhaltige Mineralien (Sulfide und Sulfate) sind dagegen sehr häufig.

Schwefel in Lebensmitteln

	(in Milligramm)
Gans (100 g)	300
Brokkoli (100 g)	140
1 Portion Käsespätzle (350 g)	121
1 Scheibe Emmentaler	66
1 Glas Vollmilch (200 ml)	60
1 Portion Kartoffelgratin (250 g)	55
1 Eierpfannkuchen (150 g)	29
1 mittelgroße Birne	28
Zucchini (100 g)	25
Weizenmehl, Type 405 (20 g)	20
1 mittelgroße Zitrone	10
1 Knoblauchzehe	4

Reiner Schwefel ist für den Menschen nicht giftig, da er unverändert den Darm passiert und wieder ausgeschieden wird. Für einige Schwefelverbindungen wurden im Arbeitsschutz allerdings Grenzwerte definiert.

Funktion

Schwefel ist für alle Organismen lebenswichtig, da es in den meisten Proteinen, also den Eiweißen, enthalten ist. Der Körper eines Erwachsenen mit einem Durchschnittsgewicht von 70 Kilogramm enthält etwa 150 Gramm. Ebenso helfen diverse Schwefelverbindungen beim Aufbau einiger Aminosäuren. Weiterhin ist Schwefel in Insulin, Keratin und den Vitaminen B1 und Biotin enthalten. Besonders schwefelreich sind beim Menschen Haare, Nägel und Bindegewebe. Vor allem in der Wachstumsphase und beim Umbau von Gewebe wird der Mineralstoff in größeren Mengen benötigt.

So viel Schwefel brauchen wir

Schwefel ist in allen proteinhaltigen Lebensmitteln enthalten. Je mehr Eiweiß (Protein) unsere Ernährung enthält, desto mehr nehmen wir auf. Der Tagesbedarf an Schwefel wird auf etwa 900 Milligramm geschätzt. Durch die leicht zugängliche Versorgung sind Mangelerscheinungen nicht bekannt.

Schwefel zur Konservierung

Viele Lebensmittel, beispielsweise Wein, Trockenobst oder Chips, werden mit Schwefeldioxid (schwefelige Säure) konserviert. Die nachteilige Wirkung ist bekannt: Zerstörung von wertvollen B-Vitaminen und eine Verstärkung der Wirkung von Krebs erregenden Substanzen. Dies beruht hauptsächlich auf dem Eingriff der schwefligen Säure in das Enzymgefüge der Zellen. Positiver Nebeneffekt beim Einsatz in der Trockenobstherstellung ist der Erhalt der natürlichen Fruchtfarben.

DIE SPURENELEMENTE

Chrom

Chrom ist noch ein »junges« Spurenelement, denn seine Bedeutung für den menschlichen Organismus wurde erst 1959 erkannt. Im Körper ist Chrom vor allem in Leber, Milz, Knochen, Fett und Muskeln vorhanden. Eine wichtige Rolle spielt es beim Stoffwechsel von Kohlenhydraten, speziell bei der Aufnahme von Zucker. Es nimmt aber auch Einfluss auf den Stoffwechsel von Fetten und trägt dazu bei, das »schlechte« LDL-Cholesterin zu senken und das »gute« HDL-Cholesterin zu erhöhen. Weiterhin steigert Chrom die Aufnahme von Aminosäuren in die Muskulatur und verbessert die Synthese der Eiweiße (Proteine). Alle Prozesse sind noch nicht geklärt, aber einiges deutet darauf hin, dass Chrom auch an der Zellteilung beteiligt ist. Vermutlich spielt Chrom bei der Entstehung von Diabetes und Arteriosklerose eine Rolle und sollte deshalb unbedingt im Auge behalten werden.

Vorsicht: Ein Chromekzem oder Chromasthma kann bei Menschen auftreten, die berufsbedingt zum Beispiel mit der Produktion von Lederwaren oder Edelstahl zu tun haben, bei der Chrom verwendet wird!

Vorkommen

Viel Chrom ist in Bierhefe und Fleischprodukten, besonders in Leber, Nieren und Muskelfleisch, enthalten. Gute Lieferanten sind außerdem Käse und Vollkornprodukte, Austern, Muscheln und Gewürze, besonders der

Chrom in Lebensmitteln

	(in Mikrogramm auf jeweils 100 Gramm)
Bierhefe	200
Linsen	70
Vollkornbrot	49
Huhn	26

Pfeffer, ferner Nüsse und brauner Zucker (Melasse). Relativ arm an Chrom sind dagegen Obst und die meisten Gemüse.

Mangelerscheinungen

Chrom trägt zu einer verbesserten Insulinwirkung und damit zu einer Erhöhung der Glukosetoleranz bei. Noch steht nicht fest, auf welche Weise dies geschieht. Tatsache ist: Fehlt das lebensnotwendige Spurenelement, kommt es zu Störungen bei der Verwertung von Glukose und es treten Symptome wie bei Diabetes auf. Durch den Einfluss auf den Stoffwechsel der Fette spielt ein Chrommangel wahrscheinlich auch eine Rolle bei der Entstehung von Arteriosklerose. Andere Folgen eines Chrommangels können Gewichtsverlust und Störungen im Nervensystem sein.

Viele Faktoren im Stoffwechsel von Chrom sind noch unbekannt. Zur Sicherheit sollte man auf eine ausreichende Chromzufuhr durch die Ernährung achten. Dazu gehört, Getreideprodukte aus Vollkorn zu bevorzugen und den Verzehr von Zucker einzuschränken.

So viel Chrom brauchen wir

Die Deutsche Gesellschaft für Ernährung geht bei Jugendlichen und Erwachsenen von einem täglichen Bedarf von 30 bis 100 Mikrogramm Chrom aus. Dabei muss berücksichtigt werden, dass der Bedarf umso höher ist, je mehr Kohlenhydrate (beispielsweise Brot und Süßigkeiten) wir zu uns nehmen.

Eisen

Schon die alten Ägypter haben den Eisenmangel beschrieben, auch Paracelsus setzte das metallische Element in der Medizin ein. Zu Beginn des 18. Jahrhunderts wurde Eisen im Organismus und im Blut entdeckt. Heute weiß man, dass Eisen im menschlichen Körper das häufigste Spurenelement ist.

Es wird für den Transport von Sauerstoff und für dessen Speicherung benötigt, außerdem ist es wichtig für ein gut funktionierendes Immunsystem.

Eisen ist vor allem in den roten Blutkörperchen und im Hämoglobin (roter Blutfarbstoff) enthalten, außerdem in Muskeln, Leber und Milz sowie im Knochenmark. Es wird hauptsächlich zur Bildung von Hämoglobin benötigt und fungiert als wichtiges Element für die Zellen: Es trägt sowohl zum Transport von Sauerstoff als auch zu dessen Speicherung bei. Weiter ist Eisen ein unverzichtbarer Bestandteil vieler Enzyme, die in der Lage sind, schädliche freie Radikale zu zerstören. Auch beim Schutz gegen Infektionen spielt es eine wichtige Rolle. Zudem sind unsere Muskeln für ihre Leistungen auf eine ausreichende Eisenzufuhr angewiesen. Im Körper eines Erwachsenen befinden sich insgesamt 2,5 bis 4,0 Gramm Eisen. Durch größere Blutverluste muss der Körper teilweise hohe Eisenverluste kompensieren.

Eisen in Lebensmitteln

	(in Milligramm auf jeweils 100 Gramm)
Linsen, getrocknet	6,9
Bohnen, getrocknet	6,1
Erbsen getrocknet	5,0
Haferflocken	4,6
Spinat	4,1
Vollkornbrot, Roggen	3,3
Mangold	2,7
Rindfleisch, mager	2,6
Vollkornbrot, Weizen	2,0
Fleisch (Lamm, Kalb, Schwein, Geflügel)	1,6

Vorkommen

Eisen kommt in Hülsenfrüchten, grünen Gemüsen, in Getreide und im Fleisch vor, vor allem jedoch in Innereien wie Leber und Nieren. Am besten wird Eisen aus Fleisch verwertet, pflanzliche Nahrung schneidet dagegen schlechter ab. Vitamin-C-haltige Lebensmittel und Säfte verbessern die Eisenaufnahme, daher ist beispielsweise der Verzehr von Wirsing, Spinat, Bohnen und Erbsen ideal, die sowohl Vitamin C als auch Eisen enthalten.

Mehrbedarf

Ein Mehrbedarf an Eisen besteht vor allem während des Wachstums sowie in der Schwangerschaft und Stillzeit. Auch bei Kleinkindern bis zu zwei Jahren sowie in der Pubertät reicht die Eisenzufuhr oft nicht aus. Sind die Eisenspeicher im Körper gefüllt, wird Eisen aus der Nahrung nur wenig genutzt. Besteht dagegen ein Eisenmangel, wird die Verwertung optimiert. Trotz der inneren Regulierung kann es zu einem Mangel kommen – bis zur Eisenmangelanämie (Blutarmut). Sie ist in den Ländern der Dritten Welt weit verbreitet, kommt aber auch in Industrieländern vor. Besonders häufig betroffen sind Frauen im gebärfähigen Alter, bei uns allerdings nicht in so großem Ausmaß. Vegetarier und vor allem Veganer müssen auf ihren Eisenhaushalt achten, weil pflanzliches Eisen schlechter verwertet wird.

Eisen kann durch hohe Blutverluste verloren gehen, beispielsweise durch Verletzungen, während der Menstruation oder durch häufiges Blutspenden. Auch ein Mangel an Vitamin B6 kann zum Eisenmangel beitragen.

Allerdings kann nicht nur zu wenig Eisen zu Gesundheitsproblemen führen, auch zu viel kann schlecht sein. So wird die so genannte Eisenspeicherkrankheit, die Gelenk- und Herzprobleme oder Diabetes auslösen kann, oft zu spät erkannt.

Mangelerscheinungen

Bei einem Eisenmangel wird man schnell müde, leidet unter Kopfschmerzen, fühlt sich schwach, ist stärker reizbar, nervös und wetterfühlig. Weitere Folgen können Blässe, spröde, raue Haut und brüchiges Haar, Rillen in den

Fingernägeln und Risse in den Mundwinkeln sein. In schweren Fällen kann es zu Herzklopfen, Atemnot, Zungenbrennen und hartnäckiger Verstopfung kommen. Ein Eisenmangel verhindert die Aktivität wichtiger Enzyme, außerdem schwächt er die Abwehr – die Anfälligkeit für Infektionen steigt.

Mit Hilfe eines Bluttests kann der Arzt den Grad der Versorgung feststellen. Liegt ein starker Eisenmangel vor, muss die Ergänzung in der Regel über einen längeren Zeitraum erfolgen, da die Auffüllung der Eisenspeicher Monate dauern kann.

Die Zufuhr von zu viel Eisen kann Beschwerden im Magen-Darm-Bereich auslösen, typisch ist die harmlose Dunkelfärbung des Stuhles. Es gibt jedoch auch magenfreundliche Präparate. Bei normaler Verwertung ist eine Überdosierung nicht zu befürchten, da die Aufnahme im Körper bedarfsabhängig geregelt wird.

So viel Eisen brauchen wir

Allgemein geht man von einem täglichen Bedarf von ein bis drei Milligramm Eisen aus. Die Deutsche Gesellschaft für Ernährung empfiehlt für Kinder ab sieben Jahren sowie für Jugendliche und Erwachsene zehn bis zwölf Milligramm Eisen täglich. Junge Mädchen und Frauen von 10 bis 51 Jahren sollten 15 Milligramm aufnehmen. In der Schwangerschaft und Stillzeit steigt der Eisenbedarf, bei Schwangeren besteht der höchste Bedarf in den letzten drei Monaten vor der Geburt. Schwangeren Frauen werden täglich 30 Milligramm Eisen, stillenden Frauen 20 Milligramm empfohlen. Die Aufnahme von Eisen kann durch einige Stoffe in der Nahrung gefördert oder gehemmt werden. Vitamin C und verschiedene Aminosäuren verbessern die Verwertung, während zum Beispiel die Oxalsäure im Spinat oder Tannine (Gerbstoffe) in schwarzem Tee und Kaffee die Aufnahme verringern.

Fluorid

In der Natur kommt Fluor vor allem als Flussspat (Kalziumfluorid) vor. Flusssäure ist die gefährlichste Säure überhaupt, denn Verätzungen der Haut mit höheren Konzentrationen dieser Säure können Zerstörungen bis auf den Knochen hervorrufen. In der Industrie wird Fluorid unter anderem zur Herstellung von Plastikstoffen verwandt.

95 Prozent des im Körper vorhandenen Fluorids befindet sich in Zähnen und Knochen. Geringe Mengen sind außerdem in Haut, Nägeln und Haaren enthalten. Fluorid trägt in erster Linie dazu bei, den Zahnschmelz widerstandsfähiger gegenüber den schädlichen Angriffen von Säuren zu machen, die im Mund von Kariesbakterien gebildet werden. Ein erhöhter Fluoridgehalt im Speichel kann anscheinend auch die Säurebildung in den Zahnbelägen hemmen. Schließlich gibt es eine Reihe von Arzneimitteln, die Fluoride enthalten; dazu gehören Nebennierenrindenhormone und Antirheumatika.

Vorkommen

Fluorid ist ebenso wie Jod in den Böden nur in geringen Mengen verfügbar. Der Fluoridgehalt in Lebensmitteln ist daher in Deutschland nur gering. Eine wichtige Quelle für Fluorid ist das Trinkwasser. Bei uns enthalten aber 90 Prozent aller Regionen weniger als 0,25 Milligramm Fluorid pro Liter Wasser, also viel zu wenig, um den täglichen Bedarf zu sichern.

Unter den Nahrungsmitteln enthalten nur Meeresfische und schwarzer Tee relativ viel Fluorid. Deshalb gibt es im Lebensmittelhandel mit Fluoriden (und mit Jod) angereichertes Speisesalz. Ein Gramm fluoridiertes Salz ergänzt jeweils 0,25 Milligramm Fluorid.

Streitfall Fluoridergänzung

Bei einem Fluoridmangel ist die Anfälligkeit gegenüber Karies höher, insbesondere bei Kindern. Die Differenz zwischen einer Unterversorgung und einer zu hohen Zufuhr

Fluorid in Lebensmitteln

	(in Milligramm)
Ölsardinen, mit Gräten (100 g)	0,2 – 0,4
Huhn (100 g)	0,06 – 0,1
Schwarzer Tee (1 l)	1,0

Zum Vergleich: 2 mg Fluorid sind enthalten in: 1,250 kg Garnelen, 1,5 kg Butter, 2 kg Muskelfleisch, 6,5 kg Fisch, 10 kg Gemüse, 20 kg Obst, 20 kg Brot.

ist relativ gering, weshalb über den nötigen Bedarf und die Ergänzung häufig heftig gestritten wird. Bei höheren Fluoriddosen kann es zur gefürchteten Zahnfluorose kommen, gelegentlich bereits ab zwei bis vier Milligramm täglich über längere Zeit. Typisches Zeichen für die Fluorose ist, dass der Zahnschmelz weich wird und kalkig-weiße Flecken entstehen, die schließlich gelbbraun werden.

Bei viel höheren Zufuhren können Erbrechen, Krämpfe und Schilddrüsenstörungen entstehen. Bei regelmäßiger jahrelanger Aufnahme von mehr als 10 bis zu 25 Milligramm Fluorid täglich können ernstere Schäden mit Fehlbildungen am Skelett bis hin zur Osteoporose auftreten. Aus diesem Grund ist es tatsächlich sehr wichtig, das richtige Maß zwischen Nutzen und Risiko zu finden.

Fluorid zur Vorbeugung

Zur Vorbeugung von Karies werden spezielle Fluoridzahnpasten und -gele angeboten. Bei einem erhöhten Risiko für Karies können die Zähne vom Zahnarzt zudem speziell fluoridiert werden. Kinder sollten nur spezielle Kinderzahnpasten mit niedrigen Fluoriddosen benutzen.

Außerdem gibt es Ergänzungen in Form von Tabletten oder Salz. Fluoridiertes Speisesalz enthält 250 Milligramm Fluorid pro Kilogramm.

Fluoride werden auch teilweise bei Osteoporose eingesetzt. Jedoch ist die therapeutische Wirkung nicht so groß, wie man zunächst annahm.

So viel Fluorid brauchen wir

Der tägliche Fluoridbedarf richtet sich nach Alter und Geschlecht. Die Deutsche Gesellschaft für Ernährung empfiehlt Werte von 0,25 bis zu knapp 4,0 Milligramm Fluorid täglich. Im Alter von bis zu vier Monaten werden Jungen und Mädchen täglich 0,25 Milligramm Fluorid empfohlen, Kinder bis zu einem Jahr sollten 0,5 Milligramm zuführen, bis zu vier Jahren sollten 0,7 Milligramm, bis zu zehn Jahren 1,1 Milligramm und bis zu 13 Jahren 2,0 Milligramm aufgenommen werden. Dann trennen sich die Werte für männliche und weibliche Jugendliche und Erwachsene.
Junge Männer bis zu 19 Jahren sollten 3,2 Milligramm Fluorid aufnehmen, für junge Frauen gleichen Alters wurde die Menge mit 2,9 Milligramm Fluorid etwas geringer angesetzt. Erwachsene Männer sollten täglich 3,8 Milligramm Fluorid zuführen, erwachsene Frauen 3,1 Milligramm.
Ohne eine ergänzende Zufuhr aus Fluoridsalz oder Fluoridtabletten werden täglich nur etwa 0,1 bis 0,5 Milligramm von diesem Spurenelement aufgenommen. Einige Länder sind inzwischen dazu übergegangen, dem Trinkwasser Fluorid zuzusetzen. Dies wurde in Deutschland jedoch nicht umgesetzt, um eine Überdosierung zu vermeiden.

Jod

Dass Jod in der Schilddrüse vorkommt, fand man erst 1910 heraus. Die Jodtherapie wurde etwa zur gleichen Zeit begründet, als deutlich wurde, dass erkrankte Schilddrüsen häufig jodarm oder sogar völlig jodfrei sind. Viele Länder und Regionen der Welt gehören zu Jodmangelgebieten – darunter auch Deutschland. Dies liegt daran, dass Jod in der letzten Eiszeit mit dem Schmelzwasser der Gletscher aus den Böden ausgewaschen und ins Meer gespült wurde.

Wie viel Jod in Lebensmitteln enthalten ist, hängt weitgehend von der Bodenbeschaffenheit der Anbaugebiete ab. Entsprechend kommt Jod in Mangelgebieten auch im Trinkwasser nur in geringen Mengen vor. Aufgrund von Jodmangel kann sich eine Vergrößerung der Schilddrüse (die so genannte Struma), im Volksmund Kropf genannt, entwickeln. Wenn dies zu spät erkannt wird, hilft oft nur noch die Operation der Schilddrüse.

Funktionen

Jod ist ein wichtiger Baustein für die Bildung von Schilddrüsenhormonen. Es wird aus der Nahrung zu rund 80 Prozent in der Schilddrüse aufgenommen und dort in Hormone eingebaut. Diese sind daran beteiligt, den Stoffwechsel von Eiweißen, Kohlenhydraten und Fetten sowie die Regulation der Körpertemperatur zu steuern. Sie beeinflussen darüber hinaus die körperliche und geistige Entwicklung, das Wachstum, die Leistungsfähigkeit und die Psyche.

Aufgrund seiner antioxidativen Funktionen gilt Jod neuerdings auch als Fänger freier Radikaler (siehe auch Seite 120 ff.). Es ist möglich, dass Jod so auch Einfluss auf das Immunsystem, die Entstehung von Arteriosklerose und Gefäßerkrankungen nimmt.

Vorkommen

Das meiste natürliche Jod weisen Seefische und Meerestiere auf. Außerdem enthalten Milch, Milchprodukte und Fleisch nennenswerte Jodmengen, Süßwasserfische dagegen kaum. Obwohl Milch relativ jodreich ist, sind einige Milchprodukte, zum Beispiel Käse, wiederum jodärmer, da bei der Verarbeitung ein Teil des Jods in der nicht verwerteten Molke zurückbleibt.

Jodverbindungen sind leicht löslich und gelangen deshalb sehr schnell ins Kochwasser. Auch jodhaltige Seefische verlieren bei dieser Zubereitung schnell ihre wertvollen Inhaltsstoffe.

Jod in Lebensmitteln

	(in Mikrogramm auf jeweils 100 Gramm)
Linsen, getrocknet	6,9
Schellfisch	243
Kabeljau	120
Schweineleber	14
1 Ei	9,7
Roggenbrot	8,5
Weißbrot	5,8
Käse, Edamer	5
Zitronensaft	5
Kartoffeln	3,8
Äpfel	1,6

Mangelerscheinungen

Eine geringe Jodzufuhr führt dazu, dass zu wenig Schilddrüsenhormone gebildet werden. Die Schilddrüse versucht, dies durch vermehrte Aktivität zu kompensieren, was ihr verstärktes Wachstum bewirkt. Die Struma, also der Kropf, entsteht. Zu den typischen Symptomen eines bedenklichen Jodmangels gehören Atem- und Schluckbeschwerden, Gewichtszunahme, verminderte Leistungsfähigkeit, Unruhe, Ängste, Antriebsschwäche, Schlafstörungen, Depressionen, gestörte Verdauung und erhöhte Kälteempfindlichkeit.

Gegner von Jodergänzungen befürchten eine Überdosierung. In der Tat können bei zu hohen Dosen Hautreaktionen (Jodakne), Störungen im Magen-Darm-System oder allergieähnliche Symptome auftreten.

Jod zur Vorbeugung

Im Haushalt sollte nach Möglichkeit regelmäßig Jodsalz verwendet werden, um einen Teil des täglichen Bedarfes zu ergänzen. Überschätzen sollte man die auf diese Weise zugeführte Jodmenge jedoch nicht, denn bei der Zubereitung von Lebensmitteln geht ein Teil wieder verloren. Lebensmittel mit Jodsalz tragen ein Jod-Gütesiegel, die Zusätze sind in der Zutatenliste angeführt. Zur Vorbeugung eines Jodmangels wird täglich die Aufnahme von etwa 100 bis 150 Mikrogramm Jod empfohlen. Auf eine ausreichende Versorgung sollten vor allem schwangere und stillende Frauen, Jugendliche und Veganer achten. Jodgaben bei Schilddrüsenkrankheiten dürfen nur nach therapeutischer Anweisung erfolgen.

So viel Jod brauchen wir

Der tägliche Jodbedarf wird von der DGE mit 180 bis 200 Mikrogramm täglich angegeben. Kinder von zehn bis zwölf Jahren und Erwachsene ab 51 Jahren kommen mit 180 Mikrogramm Jod aus, Jugendliche und Erwachsene von 13 bis 51 Jahren benötigen 200 Mikrogramm. Bei schwangeren und stillenden Frauen wird ein leicht erhöhter Bedarf von 230 und 260 Mikrogramm Jod angesetzt. Meist wird aber nur etwa die Hälfte, also rund 100 Mikrogramm täglich, aufgenommen. Mit jodiertem Speisesalz lässt sich der Mangel teilweise ausgleichen. Im Handel wird jodiertes Salz mit einem Zusatz von 32 Milligramm Kaliumjodat oder 20 Milligramm Jod pro Kilogramm angeboten. Meersalze enthalten im Übrigen ohne Jodzusätze nur wenig Jod. Andere Länder wie die Schweiz haben den Jodzusatz im Salz erhöht, um Jodmängel besser auszugleichen. Bei gravierenden Mängeln gibt es zudem die Möglichkeit, zu Jodtabletten zu greifen.

Kupfer

In der Verbindung mit Zinn ist Kupfer seit Jahrtausenden als Bronze bekannt. Im menschlichen Körper befinden sich etwa 70 bis 150 Milligramm des Spurenelementes – und zwar hauptsächlich im Skelett, aber auch in Muskeln, Leber und Gehirn. Paracelsus setzte Kupfer schon im

16. Jahrhundert bei »Geisteskrankheiten, Fallsucht und Hysterie« ein. Er beschrieb außerdem Heilwirkungen bei Lungenkrankheiten und Syphilis.

Funktionen

Kupfer ist Teil zahlreicher Enzyme, die wiederum die Zellmembranen vor Schäden durch freie Radikale schützen, und somit ein weiteres wichtiges Antioxidans. Auch für die Blutbildung und die Eisenverwertung wird Kupfer benötigt, ferner für den Aufbau von Kollagen und Elastin im Bindegewebe. Weil es die Aminosäure Tyrosin in die dunklen Farbpigmente umwandelt, gibt es Haut und Haaren Farbe – ohne Kupfer sähen wir ziemlich blass aus. Schließlich wirkt Kupfer zusammen mit antioxidativen Vitaminen bei Prozessen mit, die die Immunabwehr anregen und Entzündungsprozesse hemmen, etwa bei rheumatischen Erkrankungen.

Vorkommen

Kupfer kommt vor allem in Innereien, Fischen, Schalentieren sowie in Nüssen, Kakao und manchen grünen Gemüsen vor. Relativ viel Kupfer enthalten auch einige Gewürze, beispielsweise Basilikum, Majoran, Muskat und Pfeffer. Der zulässige Gehalt von Kupfer im Trinkwasser beträgt 0,05 Milligramm pro Liter.

Kupfer in Lebensmitteln

	(in Milligramm auf jeweils 100 Gramm)
Schokolade	12,5
Hummer	6,7
Kalbsleber	3,5 – 5,5
Austern	3,6
Kakao	3-4
Rindsleber	3,0
Sonnenblumenkerne	2,8
Linsen, Erbsen, rote Bohnen	je 0,7

Mangelerscheinungen

Zu den typischen Zeichen eines Kupfermangels gehören Appetitlosigkeit, Gewichtsverlust, starke Blässe und früh ergrauende Haare. Bei Mängeln kommt es zu Störungen im zentralen Nervensystem und beim Wachstum, auch das Skelett kann sich verändern. Ein Kupfermangel verringert weiter die Aufnahme an Eisen und stört damit die Blutbildung. Vermutet wird, dass ein Kupfermangel auch zu Herz-Kreislauf-Krankheiten beiträgt. Bei einigen Krankheiten liegt dagegen ein Übermaß an Kupfer vor, etwa bei der Arthrose. Eine Kupfertherapie kann bei rheumatischen Krankheiten sinnvoll sein.

So viel Kupfer brauchen wir

Der Bedarf an Kupfer wird bisher geschätzt, er beträgt im Durchschnitt etwa zwei Milligramm täglich. Die Deutsche Gesellschaft für Ernährung geht für erwachsene Männer und Frauen von einem niedrigeren Bedarf aus, der zwischen 1,0 bis 1,5 Milligramm täglich liegt. Eine ausgewogene und gemischte Kost versorgt uns in der Regel mit ausreichenden Kupfermengen. Die Aufnahme kann aber auch gehemmt werden, zum Beispiel durch zu viel Vitamin C, Kalzium, Molybdän, Zink, Sulfid und Cadmium.

Lithium

Dieses Metall wird in der Industrie, beispielsweise zur Herstellung von Batterien, Röntgenfilmen und für Legierungen mit Kupfer, Blei und Nickel eingesetzt. Aus Tierversuchen weiß man, dass ein Lithiummangel zu mehr Fehlgeburten und einem niedrigen Geburtsgewicht führen kann. Aufgrund einer veränderten Enzymaktivität sind auch auffällige Verhaltensänderungen möglich.

Schon aus der Antike gibt es Hinweise, dass lithiumhaltiges Quellwasser genutzt wurde, um psychische Störungen zu heilen. Es dauerte bis zum Beginn des 20. Jahrhunderts, bis man diesen Ansatz wieder aufgriff. Danach setzte sich Lithium zur Behandlung von Depressionen und anderen psychischen Krankheiten durch.

Beim Menschen befindet sich Lithium in wenigen Milligramm in den Lymphknoten, in Lunge und Leber, aber auch im Gehirn. Im Körper finden Wechselwirkungen vor allem mit Natrium, Kalium, Kalzium, Magnesium und vielen Botenstoffen des Nervensystems statt. Lithium ist zudem in der Lage, sonst unlösliche Substanzen zu lösen, beispielsweise Harnsäure.

Vorkommen

Lithium kommt in unserer Ernährung nur in geringen Mengen vor: Eier, Milch und Fleisch sind die wichtigsten Quellen; auch Kartoffeln, Gemüse und Fische enthalten Lithium. Außerdem sind im Trinkwasser geringe Mengen des Spurenelements vorhanden.

So viel Lithium brauchen wir

Der tägliche Lithiumbedarf wird auf zehn Milligramm geschätzt. Einige Wissenschaftler gehen davon aus, dass ein Lithiummangel zu psychischen Störungen führen kann, vor allem zu aggressivem Verhalten. Eine Behandlung mit Lithium kann nur unter ärztlicher Aufsicht erfolgen.

Mangan

Mangan ist am Aufbau der Bindegewebe beteiligt, trägt zur Synthese von Proteinen (und damit dem Abbau von Aminosäuren) und Fetten bei und wird für die Herstellung und Abgabe des Hormons Insulin sowie für die Bildung von Harnstoff benötigt. Mangan ist auch an der Herstellung von Pigmenten und des Botenstoffs Dopamin beteiligt, und es aktiviert eine Reihe von Enzymen, die als Antioxidans wirken, zur Verwertung von Vitamin B1 beitragen und für die Bildung von Glukose benötigt werden.

Vorkommen

Gute Manganquellen sind Getreide, Hülsenfrüchte und Reis, aber auch grüne Blattgemüse wie Lauch und Kopfsalat oder Spinat. Tee kann relativ viel Mangan enthalten, dieses wird jedoch vom Körper schlecht aufgenommen.

> **So viel Mangan brauchen wir**
>
> Nach Angaben der Deutschen Gesellschaft für Ernährung benötigten Kinder ab sieben Jahren sowie Jugendliche und Erwachsene etwa zwei bis fünf Milligramm Mangan täglich.

Mangelerscheinungen

Symptome von Manganmangel sind bislang nur im Tierreich beobachtet worden. So kommt es dort zu Fettstoffwechselstörungen, die sich in Form einer verminderten Cholesterinkonzentration äußern. Ferner wurden bei Tieren Gewichtsverluste, Wachstumsstörungen, Osteoporose und Funktionsstörungen der Geschlechtsorgane beobachtet. Auch Blutgerinnungsstörungen, Störungen des Kohlenhydratstoffwechsels, Deformationen von Knorpeln oder Knochen sowie Schäden an Haut, Haaren und Nägeln wurden beobachtet.

Nebenwirkungen bei Überdosierung

Durch berufsbedingte Kontakte (Metall- und Chemieindustrie) mit Manganoxidstaub kann es zu psychischen Störungen wie aggressivem Verhalten, Verlust der Koordinationsfähigkeit oder auch parkinsonähnlichen Symptomen kommen. Die Anwendung von Mangan in der Medizin sollte ausschließlich dem Arzt vorbehalten bleiben.

Molybdän

Molybdän ist ein Schwermetall, das zur Chromgruppe gehört. Der menschliche Körper enthält etwa acht bis zehn Milligramm Molybdän: 60 Prozent davon sind im Skelett vorhanden, der Rest verteilt sich auf Leber, Lunge, Nieren und Haut. Molybdän ist Bestandteil vor allem jener Enzyme, die für die Entgiftung und Entsäuerung unseres Körpers verantwortlich sind. Ein guter Harnsäurespiegel ist für die Gesundheit sehr wichtig – und hängt nicht zuletzt von einem normalen Molybdänspiegel ab. Außerdem trägt das Spurenelement zur Speicherung von Fluoriden bei und kann daher möglicherweise auch bei der Vorbeugung von Karies eine Rolle spielen.

Vorkommen

Molybdän kommt vor allem in Hülsenfrüchten, Weizenkeimen, Gewürzpflanzen (Dill, Petersilie, Schnittlauch), Innereien und Eiern vor. Es ist außerdem Bestandteil des Getreidekeims. Molybdän ist außerdem im Trinkwasser in unterschiedlicher Konzentration vorhanden.

Mangelerscheinungen

Chronische Darmentzündungen können auf einen Molybdänmangel hinweisen. Außerdem wird vermutlich die Entstehung von Karies gefördert, da das Spurenelement am Einbau von Fluor in den Zähnen beteiligt ist. Ein Mangel führt vor allem zu einer starken Verringerung der Harn-

Molybdän in Lebensmitteln

	(in Mikrogramm auf jeweils 100 Gramm)
Sojamehl	180
Rotkohl	120
Weiße Bohnen	100
Naturreis	80
Kartoffeln	5–85
Trockenerbsen	70
Spinat	50
Grüne Bohnen	43
Weizenvollkornbrot	31
Schweinefleisch	27

säurekonzentration und erhöht damit die Belastung der Zellen durch freie Radikale. Außerdem können Symptome wie Erregbarkeit, Nachtblindheit, Kurzatmigkeit, Juckreiz oder Übelkeit mit einem Molybdänmangel zu tun haben.

Höhere zusätzliche Mengen an Molybdän können zu einer vermehrten Harnsäurebildung führen und damit die Entstehung von Gicht fördern.

So viel Molybdän brauchen wir

Der tägliche Bedarf an Molybdän kann derzeit nur geschätzt werden. In Deutschland werden in den neuesten Referenzwerten für Kinder ab zehn Jahren und für Erwachsene jeden Alters 50 bis 100 Mikrogramm des Spurenelements empfohlen.

Selen

Die Bedeutung des Spurenelements wurde erst in jüngster Zeit voll erkannt, denn es gehört wie die Vitamine A, Beta-Carotin, C und E zu den Antioxidantien, die Zellen und Chromosomen vor freien Radikalen schützen. Damit spielt es eine wichtige Rolle bei der Vorbeugung gegen Krebs- und Herzerkrankungen. Es wird außerdem als Gegenmittel bei erhöhten Belastungen mit Schwermetallen eingesetzt und bietet Schutz vor Thrombosen.

Vorkommen

In Deutschland enthalten die Böden nur wenig Selen, daher sind auch in den Nahrungsmitteln nur geringe Mengen enthalten. Hauptquellen sind Seefische, Muskelfleisch, Eigelb, Getreideprodukte und Paranüsse.

Mangelerscheinungen

Schwere Selenmängel können zu einer krankhaften Vergrößerung des Herzens und zu Erkrankungen der Gelenke führen. Menschen mit Herz- oder Krebserkrankungen weisen zu wenig Selen im Blut auf. Studien zeigten, dass

Selen in Lebensmitteln

	(in Mikrogramm auf jeweils 100 Gramm)
Rind, Kalb	20 – 60
Wurst	10 – 80
Rotbarsch	37 – 44
Eigelb	10 – 37
Kabeljau	17 – 37
Huhn	17 – 22
Schwein	12 – 20
Roggenbrot	2
Forelle	12
Kartoffeln	5

das Risiko einer Herzerkrankung durch zusätzliche Selengaben deutlich sank. Auch bei einigen Krebskrankheiten konnten ähnliche Beziehungen nachgewiesen werden. Daher ist Selen heute ein wichtiger Bestandteil bei der Behandlung von Krebs. Zusammenhänge mit dem Spurenelement wurden auch bei rheumatischen Erkrankungen beobachtet.

Um einer Unterversorgung mit Selen entgegenzuwirken, dürften bei normaler Ernährung Ergänzungen von 20 bis 30 Mikrogramm Selen täglich ausreichen. Um einen größeren Mangel auszugleichen, werden als Ergänzung 50 bis 100 Mikrogramm täglich empfohlen. Selengaben über 50 Mikrogramm sind verschreibungspflichtig und dürfen nur unter ärztlicher Aufsicht eingenommen werden.

So viel Selen brauchen wir

Schätzungen von Ernährungsexperten gehen von einem Selenbedarf von mindestens 20 bis zu maximal 300 Mikrogramm täglich aus. Die Deutsche Gesellschaft für Ernährung gibt einen Bedarf von 30 bis 70 Mikrogramm täglich für Jugendliche ab 15 Jahren sowie für alle Erwachsenen an.

Vanadium

In der Industrie wird das Schwermetall Vanadium unter anderem zur Veredelung von Stahl verwendet. Im menschlichen Körper ist es als Spurenelement am Aufbau von Knochen und Zähnen sowie am Stoffwechsel von Eisen beteiligt. Einige Wissenschaftler vermuten zudem, dass Vanadium dazu beiträgt, den Blutzucker zu regulieren. Möglicherweise kann es vor stark erhöhten LDL-Cholesterin- und Triglyzerid-Werten schützen, die zu den schlechten Bestandteilen der Blutfette zählen.

Vorkommen

Vanadium kommt reichlich in Fetten, besonders in Pflanzenölen, sowie in Gelatine und Buchweizen vor.

So viel Vanadium brauchen wir

Schätzungen für den täglichen Bedarf reichen von 10 bis 20 Mikrogramm bis zu ein bis zwei Milligramm täglich. Meist wird der Tagesbedarf mit 15 bis 30 Mikrogramm angegeben. Mangelerscheinungen wurden bislang nur bei Tieren beobachtet. Zu den Folgen dort gehörten eine Zunahme von Fehlgeburten, verringerte Milchproduktion, vermindertes Wachstum, Ödeme, gestörte Funktionen der Schilddrüse und im Fettstoffwechsel.

Durch Vanadium kann die Aufnahme von Traubenzucker in den Muskeln gefördert werden. Ansonsten wird Vanadium zu therapeutischen Zwecken zur Steuerung des Zuckerstoffwechsels eingesetzt.

Zink

Das Spurenelement Zink spielt für eine ganze Reihe von Körperfunktionen eine wichtige Rolle:

- für den Stoffwechselprozess vieler Enzyme (etwa 150!);
- zur Bildung von Insulin;
- für die Sehkraft;

- für Wachstum und Geschlechtsentwicklung;
- für die männlichen Geschlechtsorgane;
- zur Geschmackswahrnehmung;
- zur Stärkung des Immunsystems;
- zur Wundheilung;
- zur Ausscheidung giftiger Schwermetalle.

Vorkommen

Alle tierischen Lebensmittel enthalten relativ viel Zink, pflanzliche hingegen weniger. Wichtige Zinklieferanten sind Fleisch, Innereien, Eier, Käse und andere Milchprodukte, einige Fischarten, Schalentiere, Roggen- und Weizenkeime sowie Weizenkleie und Haferflocken.

Mangelerscheinungen

Eine ganze Reihe von Krankheiten werden mit einem Zinkmangel in Verbindung gebracht. Dazu gehören unter anderem rheumatoide Arthritis, Diabetes, Multiple Sklerose, Bluthochdruck und entzündliche Darmerkrankungen. Auch eine starke Belastung mit Schwermetallen führt zu einem erhöhten Zinkbedarf.

Verschiedene Symptome können Anzeichen eines Mangels an Zink sein. Dazu gehören eine schlechtere Anpassung der Augen an die Dunkelheit, ein gestörter Geruchs-

Zink in Lebensmitteln

	(in Milligramm auf jeweils 100 Gramm)
Austern	100 – 400
Haferflocken	8,0
Kakaopulver	5,0
Eigelb	3,5
Nüsse	3,4
Hafer	3,3
Weizen	3,2
Fleisch	3,0
Roggen	2,6

und Geschmackssinn, Appetitverlust, erhöhte Anfälligkeit für Infektionen, eine allgemein geschwächte Immunabwehr, trockene, schuppende Haut sowie brüchige Haare oder Nägel. Weiter können Störungen in der Wundheilung, Akne, Neurodermitis und Haarausfall auftreten.

So viel Zink brauchen wir

Der Bedarf an Zink liegt für Erwachsene zwischen 10 und 20 Milligramm. Die Deutsche Gesellschaft für Ernährung empfiehlt männlichen Jugendlichen ab 15 Jahren und Männern täglich zehn Milligramm Zink, Mädchen ab zehn Jahren und Frauen werden dagegen nur noch sieben Milligramm pro Tag empfohlen. Schwangere ab dem vierten Monat sollten täglich zehn Milligramm aufnehmen, stillende Frauen elf Milligramm.

Ultraspurenelemente

Wir nehmen mit unserer Nahrung zahlreiche mineralische Elemente auf. Bei vielen ist nachgewiesen, dass sie für unseren Stoffwechsel essenzielle, also lebenswichtige Funktionen haben. Für die nachfolgenden Spurenelemente liegen hierüber keine gesicherten Erkenntnisse vor. Es ist dennoch möglich, dass sie in sehr geringen Spuren auch für den Menschen wichtig sein könnten.

Arsen

Arsen ist vor allem für seine giftigen Wirkungen bekannt, weniger für seinen Beitrag zum gesunden Stoffwechsel von Tieren und Menschen. Hinweise auf mögliche lebenswichtige Funktionen dieses Spurenelements stammen aus Tierstudien. Möglicherweise kann es den Stoffwechsel von Aminosäuren beeinflussen. Arsen ist in der Ernährung in sehr geringen Spuren in verschiedenen Lebensmitteln enthalten, beispielsweise in Brot und anderen Getreidewaren, Pflanzenstärke, Fleisch, Fisch und im Trinkwasser.

Die Aufnahme von übermäßigem Arsen oder der beruflich bedingte Kontakt (Metall- und Chemieindustrie) mit Arsen kann zu erheblichen Schäden führen. Dazu gehören Durchfälle, Verwirrtheit, Kreislaufstörungen, Leber- und Nierenschäden sowie eine Reihe von Hautkrankheiten.

Bor

Bei diesem Spurenelement liegen noch keine abschließenden Erkenntnisse für den menschlichen Organismus vor. Borverbindungen werden aber mit der Bildung einiger Hormone in Zusammenhang gebracht, unter anderem mit den Geschlechtshormonen Östrogen und Testosteron. Auch für bestimmte Hirnfunktionen könnte es notwendig sein. So wurden in Studien bei einer geringen Zufuhr von Bor in den Hirnströmen verringerte Wellenlängen beobachtet, die wiederum Aufmerksamkeitsdefizite und eine schlechtere Motorik nach sich ziehen.

Früher wurde Bor in Form der Borsäure häufig als Desinfektionsmittel verwendet. Dies gilt jedoch heute aufgrund der giftigen Wirkung als veraltet und medizinisch bedenklich. Eine Ausnahme sind Augentropfen. Hier darf Borsäure weiterhin als Konservierungsmittel eingesetzt werden, da es bei der Anwendung am Auge zu keiner oder nur geringfügiger Aufnahme der Inhaltsstoffe kommt.

Bekannt ist weiterhin, dass Bor für die Gesundheit der Knochen wichtig sein kann. Neben seinem Einfluss auf den Gehalt des Hormones Östrogen können Gaben von Bor bei Frauen nach der Menopause die Knochengesundheit positiv beeinflussen. Dazu trägt vermutlich auch bei, dass Bor vor dem Verlust von Kalzium schützen kann. Es gibt ferner Hinweise, dass Bor die Bildung von Antikörpern fördert und damit möglicherweise auch eine Rolle im Immunsystem spielt.

Bor kommt vor allem in pflanzlichen Lebensmitteln, in vielen Früchten und Gemüsen, aber auch in Milch und Milchprodukten sowie im Trinkwasser vor. Ein Bormangel konnte bisher nur experimentell nachgewiesen werden.

Bekannt ist, dass in Ländern, deren Böden borarm sind, häufiger Arthritis vorkommt. Zu hohe Gaben können andererseits giftig wirken, sie können Enzymaktivitäten hemmen und andere Störungen auslösen. Dazu gehören Erbrechen, Durchfälle, Kopfschmerzen, Ruhelosigkeit und Nierenschäden.

Kobalt

Erst 1935 entdeckte man die Bedeutung von Kobalt in der Medizin, wo es seither in der Strahlentherapie eingesetzt wird. Es ist als einziges Spurenelement Bestandteil eines Vitamins – und zwar von Vitamin B12. Folglich ist Kobalt an allen Funktionen beteiligt, die von diesem Vitamin abhängen. Dazu gehört zum Beispiel die Bildung roter Blutkörperchen. Kobalt ist vermutlich auch am Stoffwechsel von Jod in der Schilddrüse beteiligt. Zudem aktiviert es eine Reihe von Enzymen.

Das Spurenelement ist in allen Lebensmitteln vorhanden, die Vitamin B12 enthalten. Als besonders kobaltreich gelten Spinat, Linsen, Fische, Tomaten, Kartoffeln und Salat.

Nickel

Nickel wird in der Industrie beispielsweise zur Herstellung von Münzen genutzt. Beim Menschen ist dieses Spurenelement vor allem in der Lunge, in den Nieren und in hormonbildenden Geweben enthalten. Nickel spielt möglicherweise eine Rolle bei der Blutgerinnung. Weiter enthalten die RNA und die DNA (Träger unseres Erbguts) relativ viel Nickel, stabilisierende Wirkungen auf diese Nukleinsäure werden diskutiert.

Nickel wird vorwiegend aus pflanzlichen Lebensmitteln aufgenommen. Besonders nickelreich sind beispielsweise Kakao, Sojabohnen, Linsen, Bohnen, Erbsen, Kopfsalat und andere Gemüse.

Der Nickelbedarf ist nicht genau bestimmt, er wird meist mit 25 bis 50 Mikrogramm täglich angegeben.

In Tierexperimenten wurde bei fehlendem Nickel eine gestörte Eisenverwertung und Blutbildung nachgewiesen. Viele Menschen reagieren empfindlich auf den Kontakt mit Nickel. Ursache sind Nickellegierungen, beispielsweise in Schmuck, Münzen und Bestecken. Sie können eine Hauterkrankung mit Ekzemen auslösen – die Betroffenen leiden meistens unter Zinkmangel.

Silizium

Silizium wird für die Herstellung von Glas, Porzellan und Zement genutzt. Im menschlichen Körper ist Silizium ein wichtiges Element für Knorpel, Haut und Bindegewebe. Außerdem spielt es eine Rolle bei den Knochen bildenden Zellen. Es trägt zur Verkalkung und Mineralisation der Knochen bei.

Silizium kommt vorwiegend in Pflanzen vor, seltener in tierischen Lebensmitteln. Der tägliche Bedarf an Silizium ist bisher nicht genau bestimmt, es werden unterschiedliche Mengen von 5,0 bis zu 40 Milligramm täglich empfohlen. Der Gehalt von Silizium in Lebensmitteln ist nicht exakt bekannt, entsprechend unterschiedlich sind die Angaben der täglichen Aufnahmen, die von 20 bis zu 150 Milligramm reichen. An Silizium reiche Lebensmittel sind Kartoffeln, Weizenkorn, Petersilie, Blumenkohl, Spinat, Erdbeeren, Weintrauben, Erbsen, Paprika und Birnen.

Zu Mangelerscheinungen gehören brüchige Nägel, Haarausfall, ein geschwächtes Bindegewebe, die sinkende Elastizität der Haut und der Blutgefäßwände sowie Osteoporose. Bei einer Reihe von Krankheiten, beispielsweise Arteriosklerose, Neurodermitis, Nierensteinen, Diabetes und Kropf, sind veränderte Siliziumkonzentrationen beobachtet worden.

Eine übermäßige Zufuhr von Silizium kann zu Vergiftungen führen. Diese trat früher bei Minenarbeitern, die quarzhaltigen Staub einatmeten, häufiger auf und veränderte das Lungengewebe. Heute kommt diese Krankheit nur noch selten vor.

Eine längere Zufuhr von Silizium sollte wegen möglicher Harnsteinbildung nur unter therapeutischer Kontrolle erfolgen. Angewandt wird Silizium vor allem bei Haarausfall und brüchigen Nägeln, aber auch bei Hautproblemen. Es ist als Pflanzenextrakt, Tee (Brennnesseln, Schachtelhalm) und Gel erhältlich. Außerdem wird es in Form von Kieselerde angeboten.

Zinn

Zinn kommt in fast allen Organen vor, besonders im Magen-Darm-Trakt sowie in der Leber und der Lunge. Die Funktionen von Zinn im menschlichen Körper sind bis heute nicht genau bekannt. Man vermutet, dass Zinn an den körpereigenen Abbau- und Oxidationsprozessen, am Stoffwechsel von Proteinen und eventuell auch am Gewebehormon Gastrin beteiligt, das die Bildung von Salzsäure im Magen reguliert.

Der tägliche Bedarf an Zinn wird auf etwa 3,0 bis zu 14 Milligramm geschätzt. Zinn löst sich auch leicht aus Blechdosen oder Zinngeschirr, sodass eine zu hohe Aufnahme möglich ist. Bei bestimmten Konserven ist deshalb Vorsicht geboten.

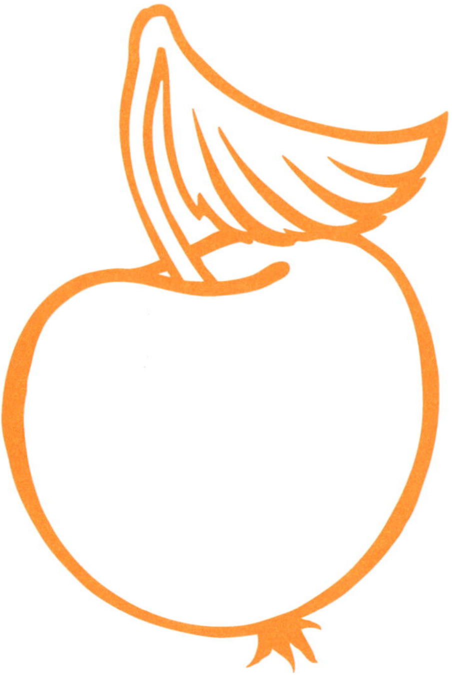

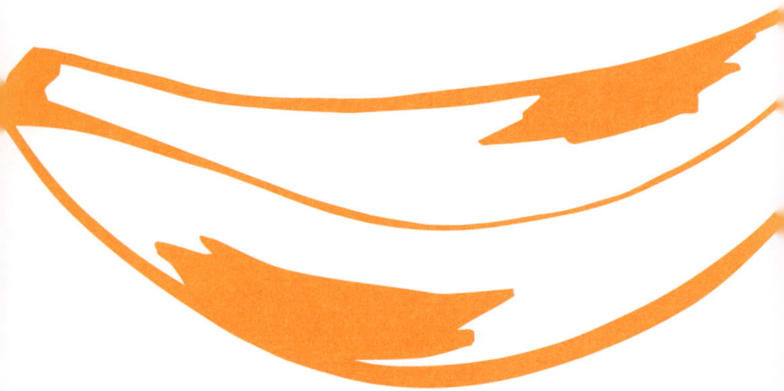

Antioxidantien – die Wunderwaffen

Aggressive Moleküle, die so genannten freien Radikale, entstehen bei vielen Vorgängen im Körper und können ihn schwer schädigen. Glücklicherweise hält die Natur einige Substanzen bereit, die die freien Radikale unschädlich machen: die Antioxidantien. Mit der richtigen Ernährung nehmen wir eine Menge davon auf.

DAS GEHEIMNIS DER WUNDERWAFFEN

Schon ihr Name hört sich nach etwas an, mit dem wir lieber nichts zu tun haben wollen: Die Rede ist von den freien Radikalen, die schon bei der Vorstellung der einzelnen Vitamine und Mineralstoffe bzw. Spurenelemente immer wieder kurz auftauchten. In den vergangenen Jahren rückten sie als Mitverursacher zahlreicher Krankheiten in den Blickpunkt: Krebserkrankungen, Arteriosklerose, Rheuma, Augen- und Darmerkrankungen, Parkinson, Alzheimer oder Multiple Sklerose. Kein Wunder also, dass das Finden von Verursachern für Furore sorgte und die Forschungen vorantrieb. Aber was hat es nun auf sich mit diesen Störenfrieden, die uns so zusetzen, den Alterungsprozess beeinflussen und im schlimmsten Fall ernsthaft krank machen?

Angriffslustige freie Radikale

Freie Radikale werden Moleküle genannt, denen je ein Elektron (ein negativ geladener Atombaustein) fehlt und die deshalb versuchen, anderen Molekülen in ihrer Nähe Elektronen zu entreißen. Diese unvollständigen Moleküle sind zumeist Sauerstoffmoleküle, die in den Mitochondrien, den »Kraftwerken« der Zellen, beim normalen Verbrennungsprozess entstehen. Auf der Suche nach einem neuen Partner werden von den freien Radikalen wichtige Bestandteile einer Zelle (wie Fette oder Eiweiße) angegriffen, oxidiert und ihnen so wichtige Bausteine entrissen. Das geschädigte Molekül wird auf diese Weise selbst zum freien Radikal, das wiederum Anschluss suchen muss. Es kommt zu einer Kettenreaktion, die für jede Körperzelle fatale Folgen haben kann. Die angegriffenen Zellen können ihre Funktionen nicht mehr richtig wahrnehmen und sterben vorzeitig ab oder mutieren und tragen damit zur Entstehung von Krebs oder anderen ernsthaften Krankheiten bei.

Aber selbst wenn es nicht so weit kommt, tragen die Radikale zum normalen Altersprozess bei und beschleunigen ihn. Sie stürzen sich mit Vorliebe auf die körpereigenen Fette, die leicht oxidieren und quasi »ranzig« werden. Diese Fette sind jedoch wichtige Energieträger und Botenstoffe, die dafür sorgen, dass die fettlöslichen Vitamine über die Darmschleimhaut ins Blut übergehen.

Folgen durch »oxidativen Stress«

Werden Körperfette von den aggressiven Teilchen zerstört, können diese ihre Funktionen nicht mehr wahrnehmen. Dies kann unter anderem zu nachlassenden Gedächtnisleistungen führen, da auch die Nerven in Fett eingebettet sind.

Bevorzugte Ziele der freien Radikale sind außerdem Proteine (Eiweiße), die wiederum wichtige Stoffwechselprozesse regeln, am Aufbau von Bindegewebe, Sehnen, Knorpel, Haut, Haaren und Nägeln beteiligt sind und Spurenelemente wie Eisen oder Kupfer speichern. Der Angriff der Radikale wird als oxidativer Stress bezeichnet und zeigt sich zum Beispiel rein äußerlich an den so genannten Altersflecken auf den Händen oder im Gesicht. Dabei handelt es sich um nichts anderes als um Ablagerungen geschädigter Fett- und Eiweißbausteine.

Freie Radikale werden aber nicht nur beim lebensnotwendigen Atmungs- und Verbrennungsprozess produziert, sondern auch durch äußere Einflüsse. Das können zum Beispiel UV-Licht, Radioaktivität oder Ozon sein. Auch Rauchen und Stress produzieren zusätzliche Radikale. In jeder Zelle entstehen Tag für Tag über 10 000 dieser

Freie Radikale können auch hilfreich sein

Freie Radikale sind nicht nur schädliche Stoffwechselprodukte, sondern werden teilweise auch bewusst zur Immunabwehr eingesetzt: Weiße Blutkörperchen machen sich ihre antibakterielle Wirkung zunutze. Sie produzieren freie Radikale und zerstören damit Bakterien und andere Fremdstoffe.

hochreaktiven Verbindungen. Eine Zeit lang kann das zelleigene Reparaturprogramm die von den Radikalen ausgelösten Schädigungen unter Kontrolle bringen. Irgendwann ist die Zelle aber so angegriffen, dass sie nicht mehr richtig funktioniert.

Bunte Radikalfänger

Es gibt jedoch einen Trost für alle, die sich entweder mit natürlichen oder »hausgemachten« freien Radikalen herumschlagen müssen: Mit einer gesunden Ernährung kann man ihnen Paroli bieten. Radikalfänger, die man als Antioxidantien bezeichnet, können übermäßig vorhandene freie Radikale binden, neutralisieren und auf diese Weise unschädlich machen. Diese Schutzwirkung für die Zellen haben an erster Stelle die Vitamine C, E und Beta-Carotin (Provitamin A) in Obst und Gemüse. Sie sind in der Lage, die Kettenreaktion zu unterbrechen und die freien Radikale stillzulegen. So werden die Erbinformation der DNA und die Zellwände vor oxidativen Schäden bewahrt – unerwünschte Zellveränderungen (zum Beispiel Krebs) haben weniger Chancen, wenn die freien Radikale abgefangen und in Schach gehalten werden.

Bioaktive Substanzen

Im Lauf der Jahre wurden immer mehr neue Stoffe mit antioxidativen Fähigkeiten entdeckt. Neben einigen Vitaminen und Mineralstoffen (Zink, Selen) gehören dazu auch diverse Aminosäuren und Enzyme.

Die intensive Forschung über Antioxidantien zeigt, dass Obst und Gemüse noch weitaus mehr gesundheitsfördernde Stoffe liefern als Vitamine und Mineralstoffe. Ernährungswissenschaftlich werden sie meist als sekundäre Pflanzenstoffe oder »bioaktive Substanzen« bezeichnet, denn erst sie machen die Früchte der Natur »lebendig« und unverwechselbar. Die bioaktiven Substanzen werden in verschiedene Untergruppen gegliedert – die wichtigsten sind die Carotinoide (gelbe und orangefarbene Pflanzenfarbstoffe), Polyphenole (Farb-, Geruchs- und Geschmacksstoffe, wie zum Beispiel im Kaffee), Sulfide (schwefelhaltige Inhaltsstoffe, wie im Knoblauch) und Terpene (Aromastoffe). Die dazu gehörenden Stoffe sind in den verschiedenen Pflanzenarten und einzelnen Pflanzen je nach Standort und Wachstumsbedingungen unterschiedlich konzentriert und kombiniert.

Wirkungen pflanzlicher Inhaltsstoffe

Um ihre Wirkung zu verstehen, müssen wir uns vergegenwärtigen, dass Pflanzen aus den verschiedensten Inhaltsstoffen bestehen, die ihren Lebenszyklus ermöglichen und fördern. Dazu gehört – wie bei Tieren und Menschen auch – ein wirksames Abwehrsystem. Es beruht ebenfalls auf vielen Substanzen, Prozessen und Reaktionen. Sie schützen die jeweilige Pflanze beispielsweise vor Schimmel, Pilzbefall, Oxidation, UV-Strahlung und schädlichen Umwelteinflüssen ebenso wie vor vielen Krankheiten. Einige Pflanzenstoffe, die diesen natürlichen Pflanzenschutz bewirken, entfalten auch beim Menschen gesundheitsfördernde Fähigkeiten. Dies gilt nicht für einen einzelnen Stoff, sondern für die komplexe Mischung aller Inhaltsstoffe, die eben nur eine vielseitige, an Obst und Gemüsen reiche Ernährung liefert. Möglich macht diesen Schutzmechanismus das antioxidative Potenzial der zahlreichen Stoffe. Diese tragen dazu bei, Zellen vor schädlichen Einflüssen der freien Radikale zu schützen.

Die Mischung macht's

Wie man inzwischen weiß, neutralisieren die einzelnen Antioxidantien jeweils verschiedenartige freie Radikale. Es kommt also weniger auf das Vorhandensein einzelner Substanzen, sondern vielmehr auf die Vielzahl und die richtige Mischung an. Erst in dieser »konzertierten Aktion« können die Zellen wirksam vor schädigenden Einflüssen geschützt werden. Studien haben gezeigt, dass viele Pflanzenstoffe durch ihre antioxidative Wirkung insbesondere vor Herz-Kreislauf-Krankheiten und Krebs schützen können. Die mediterrane Kost mit ihrem hohen Anteil an Obst, Gemüse und ungesättigten Fettsäuren kann verschiedene Risikofaktoren bei Herz-Kreislauf-Patienten vermindern. Allein durch diese Art der Ernährung kann beispielsweise ein erhöhter Cholesterinspiegel beeindruckend gesenkt werden. Wie das genau geschieht, ist allerdings bis heute nicht im Detail bekannt. Man geht deshalb davon aus, dass es besser ist, sich zur Vorbeugung ausreichend mit Obst und Gemüse zu versorgen, statt einzelne isolierte Stoffe zu sich zu nehmen.

Gesundes Essen hält die Zellen fit

Bei der gesunden Ernährung kommt es auf eine abwechslungsreiche Auswahl von Lebensmitteln, ihre schonende, möglichst frische Zubereitung und die richtige Menge an. Sie sollte relativ wenig gesättigte Fette (Fleisch und Wurstwaren) und dafür mehr ungesättigte Fettsäuren (Olivenöl, Sonnenblumenöl) enthalten. Empfehlenswert sind auch Produkte aus Vollkorngetreide, Naturreis und Nudeln. Regelmäßig reichlich Obst und Gemüse liefern besonders viele bioaktive Substanzen, die vor Krebs und Herzkrankheiten schützen können. Sie tragen dazu bei, schädliche freie Radikale abzufangen, wirken auf Enzyme ein und beugen Genveränderungen in den Zellen vor. Sie beeinflussen einen gesunden Zellstoffwechsel und fördern das Entfernen geschädigter Zellen.

Vorkommen der Antioxidantien

Vitamin C ist vor allem in Sanddorn, Acerolakirschen, Schwarzen Johannisbeeren, Kiwis, Erdbeeren, Zitrusfrüchten, Paprika und vielen anderen Obst- und Gemüsesorten enthalten. Ausreichend versorgt sind wir schon mit einer Hand voll Schwarzer Johannisbeeren (60 Gramm), einer großen Portion rohem Kohlrabi (160 Gramm), einer kleinen Portion gekochtem Brokkoli (110 Gramm), einer kleinen Dessertschale mit Erdbeeren (160 Gramm) oder einem Glas (200 Milliliter) frisch gepresstem Orangensaft.

Carotinoide (Vorstufen des Vitamin A) stecken als gelbrote Farbstoffe zum Beispiel in Möhren, Kürbissen, Tomaten, Süßkartoffeln, Paprika, Aprikosen und Mangos, aber auch in Brokkoli, Spinat und Grünkohl.

Vitamin E ist besonders reichhaltig in Weizenkeim-, Mais-, Sonnenblumen- und Sojaöl sowie Nüssen und Mandeln vorhanden.

Polyphenole verleihen rot-violetten und gelben Früchten wie Kirschen, Rotkohl, Weintrauben, Beeren und Äpfeln ihre Farbe. Außerdem sorgen sie für die Farbvielfalt bei grünem und schwarzem Tee. Auch Kakao und Kaffee enthalten Polyphenole. Eine antioxidative Wirkung wird auch den Polyphenolen zugesprochen, die der Rotwein enthält. So erkranken statistisch betrachtet Franzosen trotz fettreicher Ernährung seltener an Herzkrankheiten. Studien bringen dies mit dem hohen Rotweinkonsum in Frankreich in Zusammenhang. In Japan wurde diesem Ergebnis Rechnung getragen: Dort sind bereits Rotweinpillen auf dem Markt.

Saponine (Seifenbildner) sind in Hülsenfrüchten wie Erbsen und Bohnen und im Spinat enthalten.

Sulfide heißen die Antioxidantien in Knoblauch, Schalotten, Schnittlauch, Porree und Lauchzwiebeln. Sie sorgen für den intensiven Geruch und die Schärfe.

Lykopin, der rote Farbstoff in Tomaten, gehört zu den Carotinoiden und wirkt ebenfalls antioxidativ.

Auch in etlichen Kräutern wie Basilikum, Estragon, Ingwer, Kurkuma, Oregano, Pfeffer, Pfefferminze, Rosmarin, Salbei, Schnittlauch und Thymian sind antioxidative Inhaltsstoffe enthalten.

Wie gut sind Pillen und Säfte?

Da Vitamine als Radikalfänger vor zahlreichen Krankheiten schützen, kam es in den letzten Jahren zu einem regelrechten Vitaminpillen-Boom. Kritiker bezweifeln aber, dass

Ein paar Ernährungstipps

Wissenschaftler raten dazu, täglich fünf Portionen Gemüse und Obst zu essen. Mit der folgenden Faustregel haben Sie die fünf Portionen im Griff!
Eine Portion entspricht ungefähr:

- 1 Hand voll große Früchte (Apfel, Birne, Banane, Orange);
- 2 Hand voll kleine Früchte (Erdbeeren, Johannisbeeren, Stachelbeeren);
- 1 Hand voll unzerkleinertes Gemüse (Kohlrabi);
- 2 Hand voll Salat oder zerkleinertes Gemüse (Feldsalat, Brokkoli, Blumenkohl, Kürbis);
- 1 Hand voll getrocknete Hülsenfrüchte (Bohnen, Erbsen);
- 1 Glas Obst- oder Gemüsesaft (200 Milliliter).

WEITERE ANREGUNGEN:

- Die meisten Antioxidantien sitzen bei Obst und Gemüse in der Schale oder direkt darunter.
- Naturtrübe Säfte, zum Beispiel Apfelsaft, haben mehr Antioxidantien als klare Säfte.
- Getreide ist reich an Antioxidantien. Die weitaus meisten befinden sich in den Randschichten des Getreidekorns – greifen Sie so oft wie möglich zu Vollkornprodukten, das stärkt auch die Versorgung mit Ballaststoffen.
- Je frischer Gemüse und Obst sind, desto mehr Antioxidantien stecken darin.
- Tee und gelegentlich ein Glas Rotwein können durchaus »flüssige Radikalfänger« sein.
- Auch im Kakao sind Polyphenole enthalten. Je höher der Kakaoanteil in der Schokolade, desto höher ist auch der Polyphenolgehalt.

allein die isolierten Vitamine aus Obst und Gemüse für die präventiven Wirkungen verantwortlich sind. Ebenso sind andere sekundäre Pflanzestoffe nicht als antioxidativer Schutz zu unterschätzen. Diese Stoffe sind jedoch in ihrer ganzen Komplexität in Vitaminpillen nicht enthalten – Skepsis ist also angebracht.

Das Gleiche gilt für »ACE-Getränke« (enthalten Vitamin A, C, E) und andere Multivitaminsäfte. Experten warnen, dass bei Rauchern und Herz-Kreislauf-Kranken bereits ein Glas gesundheitsschädlich sein könne, denn die meisten Säfte enthalten isoliert zugefügtes Beta-Carotin und dieser Stoff kann entgegen der eigentlichen Absicht gefährlich sein. Studien zeigen, dass durch diesen Zusatz bei starken Rauchern die Lungenkrebsrate ansteigt und bei Herz-Kreislauf-Patienten die Zahl der Todesfälle zunimmt.

Vorsicht bei Beta-Carotin

Pro Tag sollen höchstens zwei Milligramm isoliertes Beta-Carotin aus Lebensmitteln aufgenommen werden. Untersuchungen ergaben jedoch, dass bei vielen ACE-Getränken und Multivitaminsäften schon 0,25 Liter genügten, um die angeratenen zwei Milligramm pro Tag zu überschreiten – einige kamen sogar bis auf sechs Milligramm.

Wer an einem Tag eine Einliterflasche leert, kann so bei extrem angereicherten Getränken auf 24 Milligramm isoliertes Beta-Carotin kommen – das Zwölffache dessen, was Experten starken Rauchern und Herz-Kreislauf-Patienten zugestehen. Aus dem vermeintlichen Antioxidans ist dann ein Gesundheitsrisiko geworden. Nur wenn das Beta-Carotin aus natürlichen Quellen wie Karotten stammt, ist es unschädlich. Die Betroffenen sollten deshalb unbedingt auf die Zutatenliste schauen. Dort muss die Menge des zugefügten Beta-Carotins oder Provitamin A vermerkt sein.

Zellschutz durch Coenzym Q10

Das Coenzym Q10, das erst 1957 entdeckt wurde und in allen Lebewesen vorkommt, ist streng genommen kein Vitamin, weil es vom Körper selbst in ausreichenden Mengen produziert werden kann. Aber wegen seiner strukturellen Ähnlichkeit zu einigen Vitaminen wird es oft im gleichen Zusammenhang genannt. Die Entdeckung galt seinerzeit als wissenschaftliche Sensation, denn es spielt als Antioxidans eine wichtige Rolle für die Zellatmung und die Kontrolle freier Radikale. Q10 wird oft auch als Ubichinon bezeichnet, was so viel wie »überall vorkommend« bedeutet, und tatsächlich befindet es sich in fast allen Zellen bei Pflanzen, Tieren und Menschen.

Funktionen

Das fettlösliche Molekül ähnelt den Vitaminen A, E und K und wird deshalb den Vitaminoiden, also den vitaminähnlichen Stoffen, zugeordnet. In den Zellen ist Coenzym Q10 vor allem in den Mitochondrien (Kraftwerke der Zellen) angesiedelt. Es ist wichtig für den Elektronentransfer, die Zellatmung und die Kontrolle von oxidativen Reaktionen, also ein wichtiges Antioxidans. Ist ausreichend Q10 vorhanden, werden die Zellwände vor Schäden durch freie Radikale geschützt. Dabei unterstützt es das Vitamin E.

Es gibt Hinweise darauf, dass das Coenzym noch bei einigen anderen Funktionen des Körpers eine Rolle spielt. So kann es angeblich auch dazu beitragen, den Blutdruck zu senken und die Muskelgewebe sowie das Zahnfleisch zu stärken. Auch bei Migräne könnte Coenzym Q 10 eine Rolle spielen.

Vorkommen

Der Körper kann Q10 mit Hilfe von Aminosäuren (Eiweißbausteinen) selbst bilden, es wird aber auch mit der Nahrung aufgenommen. Die wichtigsten Quellen sind Fleisch (Rind, Huhn, Leber) sowie Fisch, Nüsse und mehrfach ungesättigte Fettsäuren, zum Beispiel aus Sojaöl. Gemüse und Milchprodukte enthalten nur geringe Mengen.

So viel Coenzym Q10 brauchen wir

Der Gesamtgehalt an Coenzym Q10 wird im Körper auf etwa 500 bis 1500 Milligramm geschätzt. Aber mit zunehmendem Alter verliert der Körper die Fähigkeit, Q10 selbst zu bilden. Ursache dürfte unter anderem zunehmender oxidativer Stress sein, der den Bedarf an Coenzym Q10 erhöht. Hinzu kommt, dass Q10 im Körper in sehr unterschiedlichen Mengen vorhanden und nötig ist, bedingt durch den unterschiedlichen Energiebedarf der Körperzellen. Besonders viel enthalten beispielsweise die Zellen des Herzens und der Leber, aber auch Nieren und Magen.

Am deutlichsten macht sich der Abfall von Coenzym Q10 im Alter am Herzen bemerkbar. Bei älteren Patienten mit Herzkrankheiten wie Rhythmusstörungen oder Herzschwäche liegt jedenfalls in der Regel eine deutliche Unterversorgung vor.

Einen erhöhten Bedarf haben aber nicht nur ältere Menschen, sondern zum Beispiel auch Sportler, bei denen das Herz stärker beansprucht wird.

Q 10 stärkt nicht nur das Herz, sondern regt auch die Thymusdrüse an, das wichtigste Organ des Immunsystems. Dies steigert die Widerstandsfähigkeit gegenüber Angriffen freier Radikale.

Damit Q10 vom Körper besser verwertet werden kann, sollte es zusammen mit Nahrungsfetten aufgenommen werden. Patienten, die blutverdünnende Medikamente einnehmen, sollten Q10 nur unter therapeutischer Kontrolle einnehmen.

Diese Personen brauchen viel Coenzym Q10

- Ältere Menschen;
- Personen mit Herzkrankheiten;
- Sportler;
- Menschen, die unter Stress stehen;
- Raucher;
- Vegetarier, Veganer (eiweißarme Ernährung).

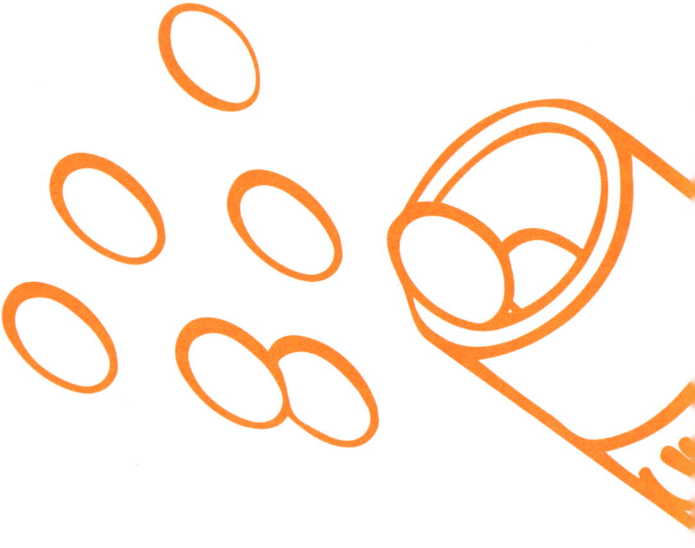

Nahrungsergänzungsmittel & Functional Food

Pillen statt Paprika: Das lukrative Geschäft mit Nahrungsergänzungsmitteln und »Functional Food«, also »zweckmäßiger« Nahrung, die mit angeblich gesundheitsfördernden Substanzen angereichert wurde, boomt. Aber Vitaminpillen und mit Vitalstoffen aufgepeppte Lebensmittel bergen auch Gefahren in sich – und vor allem: Sie sind kein Ersatz für eine gesunde Ernährung.

WAS SIND NAHRUNGSERGÄNZUNGSMITTEL?

Pillen mit Vitamin A, B oder C, Kieselerdepulver oder Magnesiumdragees: Eine unüberschaubare Menge an Präparaten zum Lutschen, Kauen oder Trinken liegen in den Regalen von Apotheken, Drogerien und Supermärkten oder können per Mausklick im Internet bestellt werden. Die Hersteller dieser so genannten Nahrungsergänzungsmittel versprechen oft wahre Wunder: Die Produkte sollen Stress abbauen, Krebserkrankungen vorbeugen, vor Umweltgiften schützen, für ein jugendliches Aussehen sorgen und in erster Linie einem »Nährstoffmangel vorbeugen«. Tatsächlich sind jedoch viele dieser Aussagen äußerst umstritten und halten einer näheren wissenschaftlichen Überprüfung nicht stand.

Lebens- oder Arzneimittel?

Die in Supermarkt oder Apotheke erhältlichen Pillen, Kapseln, Brause- und Lutschtabletten mit den viel versprechenden Nährstoffen sehen auf den ersten Blick aus wie Arzneimittel und haben teilweise auch identische Inhaltsstoffe. Rein rechtlich werden Nahrungsergänzungsmittel aber den Lebensmitteln zugeordnet. Sie enthalten künstlich hergestellte Konzentrate: Das können Vitamine, Mineralstoffe, Spurenelemente oder andere Stoffe sein, die wie Bestandteile von Nahrungsmitteln wirken und die normale Ernährung ergänzen sollen.

Nahrungsergänzungsmittel benötigen keine Zulassung im Gegensatz zu Arzneimitteln, die vom Bundesamt für Arzneimittel und Medizinprodukte genehmigt werden müssen. Es gibt aber leider eine Grauzone, denn manche Nährstoffpräparate – wie etwa hoch dosierte Vitamine – fallen wiederum unter das Arzneimittelgesetz. Manche Hersteller versuchen, Produkte als Nahrungsergänzungsmittel zu verkaufen, die eigentlich Arzneimittel sind. Oft muss dann das Gericht entscheiden, zu welcher Gruppe das Präparat zählt.

Verordnungen schaffen Klarheit

Seit 2004 sollen die Verbraucher aufgrund einer EU-Richtlinie durch eine Verordnung für Nahrungsergänzungsmittel (NemV) vor unseriösen Produkten geschützt werden. Die wichtigsten Bestimmungen der Verordnung sind:

- Alle Nahrungsergänzungsmittel müssen auch als solche erkennbar sein und die Bezeichnung »Nahrungsergänzungsmittel« tragen.
- Die täglich empfohlene Verzehrmenge und die Nährstoffzusammensetzung müssen angegeben werden.
- Warnhinweise sollen klar machen, dass Nahrungsergänzungsmittel nicht als Ersatz für eine ausgewogene Ernährung verwendet werden sollten, dass die Produkte außerhalb der Reichweite von Kindern zu lagern sind und dass die empfohlene tägliche Verzehrmenge nicht überschritten werden darf.
- Eine Positivliste gibt vor, welche Substanzen verwendet werden dürfen. Darin sind zunächst nur Vitamine und Mineralstoffe einschließlich Spurenelemente erfasst, weitere Vorgaben zum Beispiel für Aminosäuren oder essenzielle Fettsäuren sollen folgen.
- Neu ist auch, dass in Zukunft alle Hersteller von Nahrungsergänzungsmitteln ihre Präparate beim Bundesamt für Verbraucherschutz und Lebensmittelsicherheit (BVL) melden müssen.

Werbung und Wirklichkeit

Auf mindestens eine Milliarde Euro wird der jährliche Umsatz in Deutschland allein mit Vitamin- und Mineralstoffpräparaten geschätzt. Studien zufolge konsumiert mittlerweile jeder Dritte in Deutschland Nahrungsergänzungsmittel und in den USA sind es noch mehr. Ein lohnendes Geschäft!

Kein Wunder, dass es immer mehr zweifelhafte Vertriebsmethoden gibt. So werben zum Beispiel Kunden wiederum neue Abnehmer und erhalten umso höhere Prämien, je mehr die geworbenen Neukunden bestellen. Und da alle mitverdienen wollen, werden die Produkte immer teurer. Oft kommen auch neue »Wundermittel« mit erheblichem Werbeaufwand auf den Markt, die jedoch rasch wieder verschwinden, bevor Aufsichtsbehörden und Gerichte handeln können. Außerdem nimmt leider der Trend zu, mit falschen Angaben auf der Verpackung und in Anzeigen zu werben – seien es unzulässige Aussagen zu den Inhaltsstoffen oder zur Wirkung wie der Gewichtsreduktion.

Auch die Angaben über die Zusammensetzung von Nahrungsergänzungsmitteln sind sehr häufig ungenau. So stellte die Universität Hohenheim bei Beta-Carotin-Präparaten eine deutliche Unter- und Überschreitung der angegebenen Carotinoidgehalte von bis zu 70 Prozent fest. Die deutsche Sporthochschule in Köln fand in zahlreichen Präparaten hormonell wirksame Substanzen.

Werbestrategien

Verbraucherschützer haben einige Werbeaussagen von Nahrungsergänzungsmittel-Herstellern kritisch unter die Lupe genommen und sind dabei zu Ergebnissen gekommen, die kein gutes Licht auf die Branche werfen. Natürlich arbeiten viele Anbieter seriös, aber leider gibt es eine ganze Menge »schwarzer Schafe«.

WERBESTRATEGIE 1: Herkömmliche Lebensmittel werden als minderwertig bezeichnet.
Aussage: »Unsere Böden und damit Lebensmittel sind an Nährstoffen verarmt.«
Fakt ist: Eine Auswertung der wissenschaftlichen Literatur und zahlreicher Untersuchungen von Forschungsinstituten hat ergeben, dass von einer Verarmung der Böden an Nährstoffen nicht die Rede sein kann. Der Nährstoffgehalt pflanzlicher Lebensmittel wird von den Experten als unverändert eingestuft. So haben beispielsweise Untersuchungen von Kornproben aus den Jahren 1946 bis 1995 gezeigt, dass sich der Selengehalt des Getreides in den letzten 50 Jahren nicht verändert hat.

Um das Argument der Nährstoffverarmung zu untermauern, stützen sich die Anbieter häufig auf den Vergleich von Nährstoffdaten aus veralteten und neuen Tabellen. Da sich die Analysemethoden jedoch in den letzten Jahrzehnten stark verändert haben, führen solche Vergleiche häufig zu falschen Schlüssen.

WERBESTRATEGIE 2: Ängste werden geschürt.
Aussage: »Die Zellen des Organismus sind ständig durch Umweltschadstoffe gefährdet. Produkt XY baut die schädlichen Zellgifte ab.«
Fakt ist: Bisher gibt es keine Beweise dafür, dass Vitamine, Mineralstoffe, Spurenelemente oder andere Substanzen aus Nahrungsergänzungsmitteln dem Körper als Entgiftungshilfe dienen.

WERBESTRATEGIE 3: Es wird behauptet, dass Arteriosklerose (Arterienverkalkung) oder Herzinfarkt durch Vitaminmangel verursacht werden.
Aussage: »Herzinfarkt und Schlaganfall sind keine Krankheiten. Sie entstehen – ähnlich wie Skorbut – durch einen chronischen Vitaminmangel der Arterienwand.«
Fakt ist: Von den Vertreibern der Präparate werden wissenschaftlich unseriöse Studien als Belege vorgelegt oder die Ergebnisse anerkannter Studien unvollständig und damit irreführend zitiert. In den letzten zehn Jahren wurden mehrere wissenschaftlich anerkannte Studien an über 110 000 Personen zur Wirkung von synthetischen Vitaminpräparaten vorgenommen. Keine dieser Großstudien ergab, dass Vitaminpräparate mit den Vitaminen A, C und E vor Herz-, Kreislauf- oder Krebserkrankungen schützen können. Nüchtern heißt es lediglich: »Es spricht einiges dafür, dass eine vitaminreiche Kost das Brustkrebsrisiko senkt. Doch dieser Effekt kann keinesfalls auf Vitaminsupplemente übertragen werden.« Auch Patienten, die bereits an diesen Krankheiten litten, profitierten nicht von der Einnahme.

WERBESTRATEGIE 4: Deutschland ist angeblich ein Vitaminmangelland.
Aussage: »Deutschland leidet unter allgemeinem Vitaminmangel – alle sind betroffen.«
Fakt ist: Zahlreiche Studien haben ergeben, dass es in der deutschen Bevölkerung keinen weit verbreiteten Mangel an Vitaminen, Mineralstoffen oder Spurenelementen gibt. Deutschland habe übers Jahr gesehen ein hohes Versorgungsniveau erreicht, stellt auch die Deutsche Gesellschaft für Ernährung fest. Mit Ausnahme der Vitamine D, Folsäure und eventuell Vitamin E sei die Versorgung im Durchschnitt ausreichend, das heißt, die von der DGE empfohlenen Mengen für die tägliche Zufuhr werden erreicht oder sogar überschritten.

Insbesondere tierische Produkte enthalten heute mehr Vitamine und Mineralstoffe als früher, weil aus Gründen der Tiergesundheit dem Tierfutter ausreichend hohe (und manchmal zu viel!) Vitamin- und Mineralstoffmengen beigemischt werden. Wer täglich Gemüse, Obst, Vollkorn- und Milchprodukte esse, brauche sich um seine Nährstoffversorgung in der Regel keine Gedanken zu machen. Das bedeutet im Umkehrschluss: Die Folgen einer ungesunden Ernährungs- oder Lebensweise können durch die Einnahme von Nahrungsergänzungsmitteln nicht ausgebügelt werden. Denn die positiven Wirkungen einer gesunden Ernährungsweise gehen über das Schlucken von Pillen weit hinaus.

Referenzwerte nicht gleich Bedarf

Zu schnell werde von »Vitaminmangel« gesprochen, stellt die Deutsche Gesellschaft für Ernährung fest, wenn die Nährstoffempfehlungen, die als Referenzwerte angegeben sind, nicht erreicht werden. Diese Referenzwerte gibt es für Nährstoffe, jedes Vitamin und einige Mineralstoffe.

Die Werte werden anhand wissenschaftlicher Studien ermittelt und enthalten Sicherheitszuschläge von 20 bis 30 Prozent. Die Menge ist so berechnet, dass sie nahezu alle

Referenzwerte für die Nährstoffzufuhr

Die aktuell gültigen Referenzwerte geben – nach Alter und Geschlecht getrennt – an, wie viel von dem jeweiligen Nährstoff im Durchschnitt aufgenommen werden sollte, um optimal versorgt zu sein und Krankheiten zu vermeiden.
Die Werte wurden zuletzt im Jahre 2000 von der DGE in Zusammenarbeit mit entsprechenden Fachgesellschaften in Österreich und der Schweiz herausgegeben.

Personen vor ernährungsbedingten Gesundheitsschäden schützt, für die volle Leistungsfähigkeit sorgt und eine gewisse Körperreserve schafft.

Da der menschliche Organismus über ein Anpassungsvermögen verfügt, ist eine strenge Einhaltung der Referenzwerte jedoch nicht erforderlich. Werden sie im Durchschnitt nicht erreicht, besteht nicht zwangsläufig ein Mangel. Es liegt nur rein statistisch eine Unterschreitung der empfohlenen Menge vor, die einen Hinweis auf eine mögliche Unterversorgung gibt. Der tatsächliche Nährstoffbedarf ist von Mensch zu Mensch verschieden. Um den Vitaminstatus einer einzelnen Person zu ermitteln, sind spezielle Blutuntersuchungen durch einen Arzt notwendig.

Die Vorstellung »Empfehlung gleich Bedarf« oder »Unterschreiten der Empfehlung gleich Mangel« ist leider weit verbreitet und hat sehr zur Verunsicherung der Verbraucher beigetragen.

Risiken und Nebenwirkungen

Die Anbieter von Nahrungsergänzungsmitteln stellen in der Regel die angebliche Natürlichkeit und Unbedenklichkeit ihrer Produkte heraus – von Nebenwirkungen und Risiken ist kaum die Rede. Dabei ist sich die Fachwelt einig, dass im Moment noch nicht genug aussagekräftige

Studien vorliegen, um besonders die Einnahme von hoch dosierten isolierten Vitaminen und Mineralstoffen ohne Bedenken zu empfehlen. Während bei Arzneimitteln, die oftmals ähnliche Dosierungen aufweisen, Warnhinweise und Gegenanzeigen angegeben werden müssen, dürfen Nahrungsergänzungsmittel ohne diese Hinweise verkauft werden.

Das Bundesinstitut für Risikobewertung (BfR) hat angesichts der Risiken Vorschläge unterbreitet, welche Höchstmengen dem jeweiligen Nahrungsergänzungsmittel beigefügt werden sollten. Diese Mengen, die als Orientierung dienen können, sind im Folgenden jeweils in Klammern angegeben.

Mögliche Nebenwirkungen von Vitaminen

VITAMIN A: Kopfschmerzen, Hautveränderungen, Leber- und Milzvergrößerungen, Knochenschmerzen, Missbildungen des Fötus, erhöhte Gefahr von Knochenbrüchen bei älteren Personen (400 Mikrogramm).

BETA-CAROTIN: Herz-Kreislauf-Erkrankungen nehmen bei vorbelasteten Menschen zu. Bei Rauchern steigt das Lungenkrebsrisiko (zwei Millligramm/null Milligramm für Raucher).

VITAMIN B6: Nervenstörungen und Beeinträchtigung des Tast- und Temperaturempfindens (5,4 Milligramm).

VITAMIN C: Vorsicht ist bei Nierenproblemen (Nierensteinen) angebracht. Störungen im Magen-Darm-Trakt sind möglich (225 Milligramm).

VITAMIN D: Es kann zur Ablagerung von Kalzium in Organen (zum Beispiel den Nieren) kommen, Nierensteine sind möglich (5,0 Mikrogramm).

VITAMIN E: Verdauungsstörungen, mögliche Verlängerung der Blutungszeit bei Verletzungen (15 Milligramm).

VITAMIN K: allergische Hautreaktionen, krampfartige Schmerzen (80 Mikrogramm).

Anmerkung: Diese Mengenangaben berücksichtigen die zugeführten Höchstmengen aus anderen Nahrungsquellen.

Höchstmengen von Vitaminen und Mineralstoffen in Nahrungsergänzungsmitteln

Auch bei anderen Vitaminen und Mineralstoffen hat sich das Bundesinstitut für Risikobewertung für eine Begrenzung in Nahrungsergänzungsmitteln ausgesprochen.

Vitamin/Mineralstoff	Menge
Vitamin B1	4,0 mg
Vitamin B2	4,5 mg
Niacin	17 mg
Folsäure	400 mcg
Pantothensäure	18 mg
Biotin	180 mcg
Vitamin B12	3 – 9 mcg
Natrium	0 mg
Chlorid	0 mg
Kalium	500 mg
Kalzium	500 mg
Phosphat	250 mg
Magnesium	250 mg
Eisen	0 mg
Jod	0 mcg
Fluorid	0 mg
Zink	2,25 mg/0 mg für Kinder bis 18 Jahre
Selen	5 – 30 mcg
Kupfer	0 mcg
Mangan	0 mg
Chrom	60 mcg
Molybdän	80 mcg/0 mcg für Kinder bis 11 Jahre

mcg = Mikrogramm, mg = Milligramm

Besonders bedenklich: Beta-Carotin

Entgegen der Erwartung, dass eine tägliche Einnahme von 20 bis 30 Milligramm Beta-Carotin Raucher vor Lungenkrebs schützen würde, stiegen in zwei großen Studien die Lungenkrebsrate und die Sterblichkeit in der untersuchten Gruppe.

Das Beispiel zeigt exemplarisch, dass noch ein erheblicher Forschungsbedarf besteht, bis entgültig entschieden

In der Diskussion: Eisen

Lange Zeit gingen Experten davon aus, dass man vom Spurenelement Eisen nicht genug bekommen kann. Wissenschaftliche Studien haben jedoch erwiesen, dass bei einer Eisenüberladung des Körpers und sogar schon bei einer zusätzlichen Eisengabe an der oberen Normgrenze das Risiko für Arteriosklerose (Arterienverkalkung) und Herzinfarkt ansteigt. Eisenpräparate sollten deshalb nur bei einem ärztlich festgestellten Mangel eingenommen werden.

werden kann, ob und für wen eine langfristige Zufuhr isolierter Nährstoffe in hohen Dosen wirklich empfehlenswert ist.

Vorsicht: Jod in Meeresalgen

Braun-, Rot- und Grünalgen, die in asiatischen Küstenländern schon seit Jahrtausenden gegessen werden, sind seit einigen Jahren auch in Deutschland – meist in getrockneter Form – erhältlich. Problematisch können die extrem hohen Jodgehalte der Algen sein, die zudem starken Schwankungen unterliegen. So fand die Lebensmittelüberwachung in einigen Proben Jodgehalte bis zu 6,5 Milligramm pro Gramm Trockengewicht. Da aber bereits die Aufnahme von 0,5 bis 1,0 Milligramm Jod pro Tag zu gesundheitlichen Beeinträchtigungen führen kann, sollten Sie Meeresalgen ohne Kenntnis des genauen Jodgehalts auf keinen Fall essen.

Anders verhält es sich mit Süßwasseralgen (zum Beispiel Spirulina) in Pillenform. Sie enthalten von Natur aus kein Jod. Oftmals wird solchen Präparaten Jod jedoch in einer bestimmten Menge zugesetzt. Auch hier ist also ein Blick auf das Etikett ratsam, um sich über den tatsächlichen Gehalt an Vitaminen, Mineralstoffen und Spurenelementen klar zu werden.

Erkenntnisse über sekundäre Pflanzenstoffe

Seit etwa 20 Jahren befasst sich die Ernährungswissenschaft mit den Wirkungen der sekundären Pflanzenstoffe, die auch als »bioaktive Substanzen« bezeichnet werden. Dazu gehören Stoffgruppen wie Flavonoide, Polyphenole, Glucosinolate. Man schätzt, dass es 60 000 bis 100 000 solcher Stoffe gibt. Heute weiß man, dass sie unter anderem für die Infektions- und Krebsabwehr, die Vorbeugung von Herzinfarkt und für den Blutzuckerspiegel eine wichtige Rolle spielen. Ihr Fehlen führt nicht zu Mangelsymptomen, wie es bei Vitaminen und Mineralstoffen der Fall ist, eine ausreichende Versorgung kann jedoch offenbar das Krankheitsrisiko verringern.

Mittlerweile werden auch diese Substanzen in isolierter Form angeboten. Dabei wird häufig der Eindruck vermittelt, dass man diese Stoffe nach dem Motto »viel hilft viel« zur Vorbeugung gegen alle möglichen Erkrankungen einnehmen solle. Man muss aber wissen, dass bisher nur etwa fünf Prozent der auf der Erde bekannten Pflanzen diesbezüglich chemisch analysiert wurden. Es gibt vermutlich noch eine Vielzahl an unbekannten Stoffen, die es schwierig machen, die Natur nachzuahmen.

Eine neue Studie aus den USA nährt nun auch erste Zweifel an diesem Vorgehen. Bei Tests mit verschiedenen Flavonoiden konnten Veränderungen an einem Gen nachgewiesen werden, das eine Schlüsselrolle bei der Leukämie im Säuglingsalter spielt. Da noch weiterer Forschungsbedarf besteht, wird beispielsweise schwangeren Frauen geraten, keine Flavonoide in isolierter Form zu sich zu nehmen.

Wem können Nahrungsergänzungsmittel eigentlich nützen?

Wer zu einer Risikogruppe wie Schwangere oder Senioren gehört und einen Nährstoffmangel befürchtet, sollte nicht willkürlich zu Nahrungsergänzungsmitteln greifen, sondern einen möglicherweise bestehenden Mangel durch einen Arzt diagnostizieren lassen. Häufig können mit Hilfe einer qualifizierten Ernährungsberatung durch einfache Änderungen der Lebensmittelauswahl die Mängel behoben werden.

Andernfalls sollte der Arzt gezielt festlegen, wie viele und welche Vitamine, Mineralstoffe oder Spurenelemente über welchen Zeitraum eingenommen werden sollten. Dabei gilt es zu beachten, dass viele Fertigprodukte oder Säfte mit Vitaminen und Mineralstoffen angereichert sind und deshalb in der täglichen Aufnahme berücksichtigt werden müssen.

Tipps für Kauf und Anwendung

- Die Inhaltsstoffe und deren Mengen sollten auf der Verpackung aufgelistet sein. Auch die Prozentzahl, die angibt, wie viel des Tagesbedarfs mit der genannten Dosierung erreicht wird, sollte nicht fehlen. Als Bezugsgröße gelten die Tagesempfehlungen der Deutschen Gesellschaft für Ernährung.
- Wenn kein erhöhter Nährstoffbedarf und kein tatsächliches Defizit vorliegt, wählen Sie am besten ein einfach dosiertes Präparat, denn das bedeutet, dass die enthaltene Menge des Nährstoffs höchstens den DGE-Empfehlungen für die Nährstoffzufuhr entspricht.
- Bei identisch zusammengesetzten Präparaten kann es erhebliche Preisunterschiede geben.
- Kombinieren Sie nicht verschiedene Nahrungsergänzungsmittel, ohne sich vorher über Dosis und Zusammensetzung der jeweiligen Präparate informiert zu haben.
- Die Adresse des Herstellers oder Vertreibers muss lesbar sein.
- Wünschenswert wäre der Hinweis, dass das Nahrungsergänzungsmittel keinen Ersatz für eine abwechslungsreiche Ernährung darstellt.
- Um zu gewährleisten, dass die Nährstoffe vom Körper optimal aufgenommen werden können, ist es sinnvoll, ihre Aufnahme über den Tag gleichmäßig zu verteilen.

Inzwischen gibt es Präparate, die die Inhaltsstoffe zeitversetzt freigeben.

▶ Vorsicht bei der Werbung für ein Produkt mit gesundheitsbezogenen Aussagen! In der EU-Richtlinie über Nahrungsergänzungsmittel heißt es: »Die Kennzeichnung und die Aufmachung der Werbung dürfen Nahrungsergänzungsmitteln keine Eigenschaften zuschreiben, die der Verhütung, Behandlung oder Heilung einer Humanerkrankung dienen und dürfen auch nicht auf solche Eigenschaften hinweisen.«

▶ Bewahren Sie die Produkte stets so auf, dass sie Kindern unzugänglich sind, denn diese könnten die Nahrungsergänzungsmittel mit Bonbons verwechseln.

▶ Bei Kindern sollte man mit Nahrungsergänzungsmitteln besonders vorsichtig sein, denn zahlreiche der speziell für Kinder angebotenen Lebensmittel sind schon mit Vitaminen und/oder Mineralstoffen angereichert. Außerdem richten sich die zugegebenen Vitamine und Mineralstoffe meistens nach der täglich empfohlenen Aufnahmemenge für Erwachsene – und sind somit für Kinder zu hoch dosiert.

▶ Im Internet und im Direktvertrieb werden auch Waren von unseriösen Firmen angeboten. Wer von Deutschland aus Produkte in anderen Ländern bestellt, kann sich nicht darauf verlassen, dass das deutsches Recht angewandt wird, falls etwas nicht in Ordnung sein sollte.

TIPP: Im Zweifelsfall sollten Sie Rat bei den Verbraucherzentralen oder den örtlichen Lebensmittelüberwachungsämtern einholen.

FUNCTIONAL FOOD UND GENTECHNIK

Wenn wir an Vitamine denken, dann schweben uns meist sonnengereifte Früchte, knackige Karotten und wogende Getreidefelder vor, die die kostbaren Substanzen für unsere Gesundheit liefern. Aber die Industrialisierung unserer Lebensmittel hat der Natürlichkeit gründlich den Garaus gemacht: Vitamine sind zum milliardenschweren Geschäft geworden und kommen zu einem großen Teil aus den Labors der großen Chemiefirmen. Zwischen 150 000 und 200 000 Tonnen Vitamine werden weltweit jedes Jahr produziert und Lebensmitteln und Tierfutter zugesetzt. Seit einiger Zeit kommen Vitamine als Zusatzstoffe auch aus den gentechnischen Labors. Das Schlimmste daran: Wir merken es gar nicht, weil keine Kennzeichnungspflicht dafür besteht.

Kreislauf: Verlust – Angst – Ersatz

Inzwischen gibt es einen bemerkenswerten Kreislauf, wenn es um die Vitaminzufuhr geht. Erst einmal gehen bei der industriellen Verarbeitung von Lebensmitteln tatsächlich viele dieser wertvollen Stoffe verloren, dann verbreitet sich die Angst vor einem Nährstoffmangel – und wird auch bewusst geschürt. In einem dritten Schritt werden schließlich Vitamine, Mineralstoffe und andere Substanzen wieder zugefügt. Und die Welt ist (scheinbar) wieder in Ordnung.

Lebensmittel mit »zusätzlichem Nutzen«

Extraportionen an gesunden Stoffen gibt es mittlerweile in Säften, in Joghurts und Milchgetränken, in Frühstückscerealien (Müslis) und in vielen Kindergerichten. »Mit Vitamin C« steht auf der Verpackung oder »mit wertvollen Mineralstoffen«. Das Ganze nennt sich dann »Functional Food« (zweckmäßige Lebensmittel) und ist zu einem lukrativen Geschäft mit der Gesundheit geworden.

Die Idee stammt ursprünglich aus Japan, doch auch bei uns sind schon gut 2000 solcher Produkte auf dem Markt. Laut Öko-Institut in Freiburg sollen »funktionelle Lebensmittel« neben dem Nährwert einen zusätzlichen Nutzen für den Verbraucher aufweisen, also nicht nur Defizite ausgleichen, sondern die Gesundheit fördern und das Risiko, Krankheiten wie beispielsweise Osteoporose zu bekommen, verringern. Darüber hinaus soll »Functional Food« in

Form von Light-Produkten den Erhalt eines »angemessenen« Körpergewichts unterstützen und dazu beitragen, den Blutzuckerspiegel und die Blutfettwerte zu regulieren. Um diese Ziele zu erreichen, werden Nahrungsmittel zum Beispiel mit Mineralstoffen, Spurenelementen, Vitaminen, Ballaststoffen oder probiotischen Bakterienkulturen ergänzt.

Besonders beliebt sind Vitamine und Mineralstoffe als Lebensmittelzusätze, die vorzugsweise Getränken (»ACE-Säfte«), Tiefkühlgemüse oder Frühstückscerealien zugesetzt werden. Auch Süßigkeiten wie Bonbons oder Kinderschokolade werden mit Vitaminen aufgepeppt. In die gleiche Produktpalette gehören die isotonischen Getränke, die bei Sportlern beliebt sind. Isoton bedeutet dabei, dass in der Flüssigkeit genauso viele Teilchen gelöst sind wie im Blut. Dadurch soll das Getränk besonders schnell den Magen und den Darm passieren und in die Blutbahn gelangen. Die Zugabe von Koffein verleiht darüber hinaus den beliebten »Energy-Drinks« eine anregende Wirkung.

Die Inhaltsstoffe und ihre Wirkung

Inhaltsstoffe im Functional Food werden als »Nutraceuticals« (biologisch aktive Verbindungen) bezeichnet. Das sind Nahrungsmittelbestandteile, die im weitesten Sinne einen gesundheitlichen Nutzen haben – entweder prophylaktisch, also vorbeugend, oder therapeutisch. Die folgende Auflistung soll Ihnen einen Überblick über die Wirkungen der verschiedenen Nutraceuticals geben.

ANTIOXIDANTIEN: Zu den Antioxidantien gehören Provitamin A, Vitamin C und E. Zu finden sind sie meist in den so genannten ACE-Säften. Der Vitamincocktail soll das Risiko für Infektionen, Krebs, Rheuma, Herz-Kreislauf-Krankheiten oder grauen Star mindern. Bisher gibt es allerdings noch keine Untersuchung, die belegt, dass Lebensmittel, die mit der Vitaminkombination angereichert worden sind, tatsächlich einen solchen Nutzen haben. Im Gegenteil: Gerade die ACE-Produkte kommen immer wieder wegen des hohen Gehalts an Beta-Carotin (Provitamin A) ins Gerede, das bei Rauchern das Lungenkrebsrisiko sogar erhöhen kann.

MINERALSTOFFE: Ein Zuviel an bestimmten Mineralstoffen kann dem Körper oftmals mehr schaden als nutzen. So ist zum Beispiel aus einem großen Teil der Kalziumpräparate das Kalzium nicht nur schlechter verfügbar als aus Milch, sondern eine Überdosis kann bei entsprechender Veranlagung auch zu Nierensteinen und Blutdruckabfall führen und außerdem die Aufnahme (Resorption) von Zink und Eisen hemmen.

Hohe Magnesiummengen wiederum beeinträchtigen stark die Resorption von Kalzium und Zink. Mögliche Nebenwirkungen können Schwindel, Durchfälle und verstärkte Müdigkeit sein.

SEKUNDÄRE PFLANZENSTOFFE: Mittlerweile ist das Spektrum der zugeschriebenen Wirkungen von sekundären Pflanzenstoffen recht ansehnlich. Sie sollen das Krebsrisiko und den Blutdruck senken, das Immunsystem stärken, die Darmfunktion verbessern und das Cholesterin senken. Wie sie als isolierte Bestandteile im Organismus wirken, ist jedoch noch lange nicht ausreichend erforscht.

OMEGA-3-FETTSÄUREN: Diese vor allem im Fisch vorkommenden Fettsäuren wirken positiv auf Herz und Kreislauf, bei rheumatischen Erkrankungen und verschiedenen Fettstoffwechselstörungen. Sie sind wichtige Bestandteile der Zellwände, senken Blutfett und Blutdruck, verhindern zudem Thrombosen (Blutgerinnsel, die ein Gefäß verstopfen) und sind von großer Bedeutung für die Gehirnentwicklung von Embryos und Kindern. Als Auszug aus Fisch oder Algen sollen uns Omega-3-Fettsäuren vor Herzinfarkt schützen. Dem Futter von Hühnern beigemischt, werden aus den ehemals als Cholesterinbomben verpönten Eiern Cholesterinsenker.

Auch mit dem so genannten Omega-3-Brot soll man angeblich Herz-Kreislauf-Erkrankungen vorbeugen können. Doch dass die Fettsäuren als Nahrungszusatz in

Lebensmitteln wirken, ist noch nicht bewiesen. In Kapselform bringen sie jedenfalls nicht die gewünschte Wirkung. Es wird daher vermutet, dass im Fisch noch weitere Stoffe enthalten sind, die erst in Kombination mit den Fettsäuren die positiven Wirkungen hervorrufen.

PROBIOTIKA: Probiotische Lebensmittel (probiotisch = »für das Leben«) sind mit lebenden Mikroorganismen angereichert, die sich positiv auf das Darmmilieu auswirken. Enthalten sind diese Mikroorganismen vor allem in Joghurterzeugnissen, wie beispielsweise LC1-Joghurts. Sie sollen die Verdauung verbessern, das Cholesterin senken und allgemein das Immunsystem stärken.

Neuere Untersuchungen zeigen allerdings, dass die Ansiedlung der erwünschten Kulturen im Darm doch nicht in einem so großen Maße erfolgt, wie man das einst gehofft hatte. Beweise für die Vorbeugung und Heilung von Krankheiten durch Probiotika gibt es bisher noch nicht. Als sicher gilt lediglich ein günstiger Einfluss auf Durchfallerkrankungen. Ein natürliche Probiotikum ist frisches Sauerkraut: Es hat eine ähnliche Wirkung wie probiotische Produkte und enthält zusätzlich eine Extraportion natürliches Vitamin C.

PRÄBIOTIKA: Präbiotische Lebensmittel (präbiotisch = »vor dem Leben«) enthalten keine lebenden Organismen, sondern unverdauliche Kohlenhydrate wie Inulin und Oligofructose. Sie wirken daher als lösliche Ballaststoffe, die im menschlichen Dünndarm nicht verdaut und aufgenommen werden. Im Dickdarm dienen sie Milchsäurebakterien und damit auch probiotischen Bakterien als Nahrung. Die Bakterien vergären die präbiotischen Substanzen und gewinnen daraus Energie. Enthalten sind sie vorwiegend in Joghurts, Müsli, Säften oder Fitnessriegeln. Diese Nährstoffe aufzunehmen, ist durchaus sinnvoll, aber sie kommen auch in normalen Lebensmitteln wie Zwiebeln oder Bananen vor. Stichhaltige Beweise für die gesundheitsfördernde Wirkung von Präbiotika gibt es bisher ebenfalls nicht.

Lebensmittel oder Medikament?

Rechtlich gesehen wäre ein Lebensmittel, das mit dem Hinweis auf seine cholesterinsenkende Wirkung verkauft wird, gar kein Lebensmittel mehr, sondern ein Arzneimittel. Arzneimittel müssen aber klinisch auf Nebenwirkungen untersucht werden. Beipackzettel geben dem Verbraucher Hinweise auf eventuelle Gefahren. Eine Prozedur, die bei Lebensmitteln kaum vorstellbar ist. Arzneimittel nehmen wir in der Regel zeitlich begrenzt und kontrolliert zu uns. Lebensmittel werden dagegen fortwährend und unkontrolliert verzehrt.

Noch unklare Rechtslage

Eine konstante Überdosierung an sich lebenswichtiger Substanzen kann das körperliche Gleichgewicht empfindlich stören: Hohe Gaben von Kalzium können zu Nierensteinen führen, zu viel Vitamin E zu Muskelschwäche oder Sehstörungen, zu viel Vitamin D die Knochen entkalken. Auch die Gefahr der Selbstmedikation mit Functional Food ist nicht zu unterschätzen.

Rein rechtlich steht die Functional-Food-Branche noch auf recht wackeligen Beinen, da das Lebensmittel- und Bedarfsgegenständegesetz (LMBG) derzeit gesundheitsbezogene Werbung verbietet. Selbst wenn ein Gesundheitseffekt wissenschaftlich erwiesen ist, darf der Hersteller keine konkreten Aussagen machen, die die Reduzierung von Krankheitsrisiken impliziert. Denn bislang ist Werbung für Produkte, die gegen Krankheiten wirken sollen, nur für Arzneimittel, nicht aber für Lebensmittel zulässig.

Auch die Definition, ab wann denn nun ein Lebensmittel auch wirklich funktionell ist, bereitet Schwierigkeiten. Zählt ein Lachs, der von Natur aus wertvolle ungesättigte Fettsäuren enthält, bereits dazu oder darf erst ein speziell gefütterter Lachs mit einem erhöhten Fettsäuregehalt so bezeichnet werden? Auf europäischer Ebene sind derzeit Bemühungen im Gange, mehr Licht ins Paragraphendunkel zu bringen.

Zweifel an der Wirkung

Kann Functional Food tatsächlich dazu beitragen, Krankheiten vorzubeugen? Anhänger der neuen Nahrungsmittelgeneration sind davon überzeugt, doch Verbraucherschützer warnen immer wieder davor, dass bislang nur wenige der angeblichen Gesundheitswirkungen tatsächlich wissenschaftlich nachgewiesen sind. Ungeklärt ist weiterhin: Welche Menge an Biosubstanzen tut dem Körper gut? Wie viele Vitamine und Mineralstoffe braucht der Körper wirklich? Durch die Zusätze in den verschiedenen Lebensmitteln ist es kaum mehr möglich, den Überblick über die tatsächlich zugeführten Mengen zu bewahren.

Wissenschaftler sind äußerst skeptisch gegenüber allen Methoden, dem Körper die Stoffe, die er braucht, um gesund und leistungsfähig zu werden und zu bleiben, zusätzlich zuzuführen. Für viele sind die meisten Nahrungsergänzungsmittel oder die in Functional Food enthaltenen angeblich gesundheitsfördernden Zusätze bestenfalls wirkungslos. Sie betonen, dass nicht ausreichend ernst zu nehmende Studien vorliegen, die die Wirksamkeit solcher Zusätze oder Ergänzungsmittel eindeutig beweisen. Sie geben aber auch zu bedenken, dass über Lebensmittel zugeführte Vitamine und Mineralstoffe oftmals wesentlich wirksamer sind als solche, die zum Beispiel in Pillen- oder Pulverform eingenommen wurden. Man führt das darauf zurück, dass in vitaminreichen Lebensmitteln enthaltene »sekundäre« Inhaltsstoffe die Aufnahme und Verarbeitung der Vitamine im Körper fördern.

Risiken durch Anreicherung

- Mit Vitamin B angereicherte Lebensmittel sind in der Regel schlicht überflüssig, da diese Vitamine in vielen Lebensmitteln natürlich enthalten sind. Allenfalls strenge Vegetarier, die auf Eier und Milchprodukte verzichten (Veganer), können an Vitamin-B12-Mangel leiden. Schwangere und Stillende haben ebenfalls einen stark erhöhten Vitamin-B-Bedarf, vor allem an Folsäure. Anstatt zu Functional

Food zu greifen, sollte man in diesem Fall dazu lieber einen Arzt befragen.

- Mit Eisen angereicherte Nahrungsmittel sind ebenfalls umstritten, da dieses Eisen vom Körper schlechter aufgenommen wird als natürliches und Magenprobleme verursachen kann. Die Ursache eines Eisenmangels lässt sich nicht immer durch eine mangelnde Zufuhr in der Nahrung begründen; Verwertungsstörungen des Darmes können ebenfalls Schuld daran sein. Der Rat eines Arztes ist dann eher gefragt als der schnelle Griff zu funktioneller Nahrung. Zu viel Eisen ist auch nicht gesund: Besonders Schwangere sollten es nur kontrolliert und unter ärztlicher Anweisung einnehmen.
- Wer Energy-Drinks konsumiert, sollte darauf achten, dass er genug Flüssigkeit zu sich nimmt. Denn jede Dose dieser Drinks enthält 60 bis 80 Milligramm Koffein, also ebenso viel wie zwei Tassen Kaffee. Koffein entzieht dem Körper Flüssigkeit und andere Zusätze in den Drinks verzögern den Abbau des Koffeins im Körper um einige Stunden. Insbesondere in Verbindung mit alkoholischen Getränken wirkt Koffein harntreibend und kann im Extremfall zu einem bedrohlichen Flüssigkeitsverlust führen, aber auch zu höherem Blutdruck, schnellerem Puls, Schweißausbrüchen, Schwindel und Kopfschmerzen.

Süß und fettig – Aufgepepptes für Kinder

Milch ist gut, also müssen auch Milchprodukte für Kinder gut sein. Oft sind sogar noch extra Vitamine und Mineralstoffe zugesetzt. Kinder lieben sie und Eltern kaufen gerne die vermeintlich gesunden Industrieerzeugnisse. Die Zeitschrift »Ökotest« hat Milchprodukte für Kinder getestet. Ergebnis: Die »aufgepeppten« Joghurts, Cremes und Quarks sind zu süß und zu fettig. In einem Joghurt steckten sogar sieben Würfel Zucker pro 100 Gramm und zwei Drittel aller getesteten Produkte hatten einen höheren Fettgehalt als übliche Fruchtjoghurts. Teurer als normale Ware sind diese Kinderlebensmittel obendrein.

Ähnlich verhält es sich mit so genannten Kindermüslis. Die Frühstückscerealien sind mit B-Vitaminen, Eisen und Kalzium angereichert, die dem Kind »Leistungskraft« geben sollen, enthalten aber ebenfalls meist zu viel Zucker und Fett.

Was zu viel ist, ist zu viel

Die Verbraucherzentrale Nordrhein-Westfalen hat nachgerechnet, wie viele Vitamine am Tag zusammenkommen, wenn ein Kind morgens 30 Gramm angereicherte Frühstücksflocken isst, ein Milchmischgetränk und ein Glas Multivitaminsaft trinkt, 100 Gramm Schokocreme auf sein Brot schmiert, darüber hinaus einen Schluck Orangensaft nimmt und vier Multivitaminbonbons lutscht.

Das Ergebnis: Von den B-Vitaminen erhält das Kind gleich die vierfache Menge der empfohlenen Tagesdosis, bei Vitamin C immerhin die doppelte Menge. Würde man alle Inhaltsstoffe zusammen in einer Tablette verabreichen, wäre diese nach Aussage der Verbraucherzentrale rezeptpflichtig.

Der bessere Weg: eine gesunde Ernährung

Ernährungswissenschaftler gehen zunehmend davon aus, dass zusätzliche, angeblich gesundheitsfördernde Stoffe für gesunde Personen, die sich normal ernähren, überflüssig sind. Wer seinen Speiseplan halbwegs ausgewogen gestaltet, muss diese Stoffe nicht auf künstliche Weise zuführen.

Wer sich ausgesprochen ungesund ernähre oder übermäßig Alkohol konsumiere, so die Wissenschaftler, könne das durch Zusatzmittel ohnehin nicht ausgleichen. Lediglich in bestimmten Lebenssituationen (starke Belastungen oder Rauchen) kann eine Ergänzung sinnvoll sein. In solchen Fällen ist jedoch eine genaue Beratung angesagt, um das richtige Maß zu finden. Denn es kann gefährliche Wechselwirkungen geben, zum Beispiel zwischen Nikotin, Selen und Beta-Carotin.

Zukunftsaussichten

Functional Food breitet sich immer weiter aus – es könnte so weit kommen, dass die Grenzen zwischen Medikamenten und Lebensmitteln tatsächlich verwischt werden. Kartoffeln, die dank des Ballaststoffs Inulin für eine gute Verdauung sorgen, kann man zwar noch nicht kaufen, aber im Labor existieren sie bereits. Auch an der »Impfbanane« wird bereits kräftig geforscht: Sie soll die Impfung gegen Kinderlähmung, Masern oder Diphtherie übernehmen. Auch Diabetiker könnten zukünftig Insulin essen statt spritzen: An insulinhaltigem Brokkoli wird gearbeitet.

Den sicheren wissenschaftlichen Nachweis, dass sie eine gesundheitsfördernde Wirkung haben, sind die meisten funktionellen Lebensmittel bisher noch schuldig geblieben. Bisher beruhigen sie hauptsächlich das schlechte Gewissen – die Verantwortung für eine gesunde Ernährung nehmen sie uns aber nicht ab.

Vitamine aus dem Genlabor

Die Mengen an Vitaminen, die heutzutage weltweit in der Lebensmittelindustrie benötigt werden, stammen schon lange nicht mehr nur aus natürlichen Lebensmitteln, die die Landwirtschaft liefert – das wäre viel zu aufwändig und vor allem zu teuer. Also mussten sich die Chemiker etwas anderes einfallen lassen und verfielen auf Traubenzucker (für Vitamin C), aber auch auf unappetitliche Dinge wie Ochsenfrösche (für Folsäure) oder Klärschlamm (für Vitamin B12). Und seit einiger Zeit wird auch – übrigens ganz legal – die Gentechnik eingesetzt.

Denn Vitamine werden keineswegs nur für Nahrungsergänzungsmittel und zur Anreicherung von Lebensmitteln verwandt. Vitamin C spielt beispielsweise eine wichtige Rolle bei der Konservierung von Mehl oder beim Pökeln von Fleisch. Auf diese Weise haltbar gemacht werden auch Fische, Fruchtsäfte oder Wein. Diese Zusätze finden sich dann im Kleingedruckten auf der Packung – aus Vitamin C (Ascorbinsäure) wird dann E 300.

Einzeller als »Chemiefabriken«

In längst vergangenen Zeiten wurde Zitronensäure, die vielen Säften und Snacks erst den richten Geschmack gibt, noch aus echten Zitrusfrüchten gewonnen. Heute steckt beispielsweise im »Haribo-Konfekt« auch Zitronensäure, aber für diese Säure sorgte ein Pilz namens »Aspergillus niger«. Wie das? In der modernen Nahrungsmittelherstellung – und insbesondere in der Vitaminherstellung – haben moderne biotechnische Verfahren Einzug gehalten. Und dabei werden auch verschiedene gentechnisch veränderte Bakterien (Mikroorganismen) wie der benannte Pilz eingesetzt.

Die »weiße« Gentechnik ist in der Knabberecke des Supermarkts längst Wirklichkeit. Viele Verbraucher wissen dies allerdings nicht, denn auf der klein gedruckten Zutatenliste der Lebensmittelverpackung steht eben nur schlicht »Zitronensäure«.

Die »weiße« Gentechnik

Im Lauf der Zeit gab es viele Wege, um an die begehrten Vitamine zu kommen: Zunächst gab es die traditionelle Gewinnung aus pflanzlichem Material, dann folgten die chemische Herstellung und heutzutage biotechnische Verfahren. Mit Hilfe der gentechnisch veränderten Bakterien werden nicht nur zahlreiche Arzneimittel, Impfstoffe und Feinchemikalien hergestellt, sondern zunehmend auch Futtermittelzusätze, Vitamine und sonstige Zusatz- und Hilfsstoffe für die Lebensmittelindustrie. Anders als die »grüne« Gentechnik, also die Anwendung bei Pflanzen, erlebt die »weiße« derzeit einen regelrechten Boom. Neue Verordnungen, wie gentechnisch behandelte Lebensmittel zu klassifizieren sind, haben die Durchsetzung dieser Proukte auf dem Markt erleichtert.

Lukratives Geschäft

Dass die oben genannten Stoffe mit Hilfe von Mikroorganismen hergestellt werden können, ist nicht neu. Doch

Vitamine und Mineralstoffe als Lebensmittelzusatzstoffe und ihre E-Nummern

Farbstoffe	
E 101	Riboflavin (Vitamin B2)
E 160 a	Beta-Carotin
E 170	Kalziumcarbonat
Konservierungsmittel	
E 200	Sorbinsäure
E 202	Kaliumsorbat
E 203	Kalziumsorbat
E 211	Natriumbenzoat
E 220	Schwefeldioxid
E 221	Natriumsulfit
E 249	Kaliumnitrit
E 250	Natriumnitrit
E 251	Natriumnitrat
E 252	Kaliumnitrat
E 284	Borsäure
Antioxidationsmittel	
E 300	Ascorbinsäure (Vitamin C)
E 301	Natriumascorbat
E 302	Kalziumascorbat
Säuerungsmittel	
E 330	Zitronensäure
E 338	Phosphorsäure

erst mit der Gentechnik sind viele biotechnische Verfahren für die Chemiegiganten wirtschaftlich äußerst interessant geworden. Gezielte Eingriffe in die Gene haben die Ergiebigkeit bei der Produktion deutlich gesteigert.

Außerdem wird argumentiert, dass biotechnische Verfahren in vielen Fällen enorme Umweltvorteile gegenüber der bisherigen chemisch-synthetischen Herstellung hätten, »denn sie kommen ohne aggressive Chemikalien aus, benötigen weniger Energie und nutzen nachwachsende Rohstoffe. Rückstände aus der Produktion sind schnell abbaubar und belasten die Abwässer kaum.«

Weitere Kandidaten

Die Zahl der mit Hilfe von gentechnisch veränderten Mikroorganismen gebildeten Substanzen wächst stetig. Darunter befinden sich auch zahlreiche Stoffe, die in der Lebensmittelherstellung Verwendung finden, so beispielsweise Aminosäuren. Diese Bausteine der Eiweiße befinden sich als Zusatz in Futtermitteln für Tiere oder als Geschmacksverstärker in unseren Lebensmitteln. Auch bei Süßstoffen werden biotechnologisch hergestellte Aminosäuren eingesetzt.

Für folgende Vitamine sind verschiedene Herstellungsverfahren entwickelt worden, bei denen gentechnisch veränderte Mikroorganismen zum Einsatz kommen:

- Vitamin C, Vitamin B12, Vitamin B2, Vitamin C, Beta-Carotin als Vitamin-A-Vorstufe und Biotin.
- Vitamin E kann sowohl biotechnisch als auch aus Sojabohnen gewonnen werden. Bei der Verwendung von Sojabohnen aus den USA ist davon auszugehen, dass diese zu einem bestimmten Anteil gentechnisch verändert wurden. Besonders raffiniert: In einem aufwändigen Verfahren werden die Bakterien so lange behandelt, bis die Erbsubstanz (DNA) nicht mehr nachweisbar ist – ein Kennzeichen der »weißen« Gentechnik.

Kennzeichnung und E-Nummern

Werden Vitamine als Zusatzstoff eingesetzt, müssen sie auf der »Zutatenliste« mit ihrer Bezeichnung und der jeweiligen Zusatzstoffklasse mit den berühmten E-Nummern aufgeführt werden (zum Beispiel Antioxidationsmittel Ascorbinsäure für Vitamin C = E 300, Farbstoff Riboflavin für Vitamin B2 = E 101).

Als genverändert müssen die Konservierungs- und Aromastoffe hingegen nicht gekennzeichnet werden. Denn sie sind ja »gereinigt« und enthalten keine ursprünglichen Mikroorganismen mehr. Kennzeichnungspflichtig hingegen sind Vitamine, die wie Vitamin E unmittelbar aus gentechnisch veränderten Pflanzen hergestellt werden.

Wie aus »Bacillus subtilis« Vitamin B2 wurde

Bis vor wenigen Jahren geschah die industrielle Herstellung von Vitamin B2 (Riboflavin), das im Stoffwechsel eine bedeutende Rolle spielt, ausschließlich auf chemisch-technischem Weg. Inzwischen wurde dieser aufwändige Prozess durch biotechnische Verfahren mit gentechnisch veränderten Bakterien abgelöst.

Ausgangsstoff für die industrielle Herstellung von Riboflavin war seinerzeit »Bacillus subtilis«, ein ganz normales Bodenbakterium, mit dem man außerdem noch ein Antibiotikum produzieren kann. Um seine Fähigkeiten zu enthalten, braucht es lediglich Traubenzucker (Glukose). Das gentechnisch veränderte Bakterium produziert 300 000-mal mehr Vitamin als normal – eine lukrative Sache also!

»Ashbya gossypii«, ein Pilz, besitzt ebenfalls von Natur aus Enzyme, die Vitamin B2 produzieren – hier dient als Rohstoff die Biomasse des Pilzes. Die gentechnische Veränderung hat die Produktion immerhin auf das 50 000-fache gesteigert.

Von Kosmetika bis Babynahrung

Vitamin B2 wird heute in großen Mengen industriell produziert und vielseitig eingesetzt, zum Beispiel als Futtermittelzusatz und bei der Herstellung von Kosmetika. Da die Vitaminkristalle eine intensive orange bis gelbe Farbe besitzen, eignen sie sich gut zur Färbung von Lebensmitteln.

Vitamin B2 ist als Farbstoff (E101) zugelassen und wird in fetthaltigen Nahrungsmitteln wie Desserts und Süßwaren, Mehl, Teigwaren, Mayonnaise und Frühstücksflocken eingesetzt, um sie appetitlicher aussehen zu lassen. Bei der Verwendung als Farbstoff darf Vitamin B2 nur mit der Bezeichnung »Riboflavin« oder E101 auf der Zutatenliste des jeweiligen Lebensmittels deklariert werden.

Außerdem wird Vitamin B2 Babynahrung oder Fitness-Snacks zur Vitaminanreicherung zugesetzt. Übrigens: die Nachfrage nach diesen Produkten steigt!

Adressen

▶ Gesellschaft für Ernährungsmedizin und Diätetik e. V.
Kurbrunnenstraße 5
52066 Aachen
Tel.: 02 41/96 10 30
Fax: 02 41/961 03 22
info@ernaehrungsmed.de; www.ernaehrungsmed.de

▶ Deutsche Gesellschaft für Ernährung e. V. (DGE)
Godesberger Allee 18
53175 Bonn
Tel.: 02 28/377 66 00
Fax: 02 28/909 26 10
www.dge.de

▶ aid infodienst
Verbraucherschutz, Ernährung, Landwirtschaft e. V.
Friedrich-Ebert-Straße 3
53177 Bonn
Tel.: 02 28/84 99-0
Fax: 02 28/84 99-177
aid@aid.de; www.aid.de

▶ Verbraucherzentrale Bayern e. V.
Mozartstraße 9
80336 München
Tel.: 089/53 98 70; Fax: 089/53 75 53
info@verbraucherzentrale-bayern.de
www.verbraucherzentrale-bayern.de

▶ Deutsche Gesellschaft für orthomolekulare Medizin e. V.
NordCarree 9
40477 Düsseldorf
Tel.: 02 11/474 61 16
Fax: 02 11/164 59 56
info@dgom.de; www.dgom.de

Buchempfehlungen

Bässler, Karl-Heinz u.a.: Vitamin-Lexikon für Ärzte, Apotheker und Ernährungswissenschaftler, München/Jena, 2002
Biesalski, Hans K. u.a.: Vitamine, Spurenelemente und Mineralstoffe, Stuttgart, 2002
Binder, Franz/Wahler, Josef: Das neue Handbuch der gesunden Ernährung, München, 2002
Burgerstein, Uli/Schurgast, Hugo: Ihr Einkaufsführer Vitamine, Stuttgart, 2003
Dietl, Hans/Ohlenschläger, Gerhard: Handbuch der Orthomolekularen Medizin, Stuttgart, 2001
Döll, Michaela: Das Antioxidantienwunder, München, 2003
Deville, Michel/Deville, Frédéric: Die Spurenelemente – Katalysatoren unserer Gesundheit, Arzier/ Schweiz, 2000
Grimm, Hans-Ulrich/Zittlau, Jörg: Vitaminschock, München, 2002
Hauber-Schwenk, Gaby/Schwenk, Michael: dtv-Atlas Ernährung, München, 2000
Müller-Wohlfahrt, Hans-Wilhelm: So schützen Sie Ihre Gesundheit, München, 2005
Oberbeil, Klaus: Fit durch Vitamine, München, 2004

Stichwortverzeichnis